实用中医治未病特色疗法

名誉主编 于天启

主编 范琳燕 李红梅 李敏

广东科技出版社—全国优秀出版社

南方传媒

广州·

图书在版编目（CIP）数据

实用中医治未病特色疗法 / 范琳燕，李红梅，李敏主编. -- 广州：广东科技出版社，2024.10.

ISBN 978-7-5359-8350-3

Ⅰ. R211

中国国家版本馆CIP数据核字第2024CA5929号

实用中医治未病特色疗法

Shiyong Zhongyi Zhi Weibing Tese Liaofa

出 版 人：严奉强
策划编辑：曾永琳
责任编辑：郭芷莹
装帧设计：友间文化
责任校对：邵凌霞
责任印制：彭海波
出版发行：广东科技出版社
　　　　　（广州市环市东路水荫路11号　邮政编码：510075）
销售热线：020-37607413
https://www.gdstp.com.cn
E-mail：gdkjbw@nfcb.com.cn
经　　销：广东新华发行集团股份有限公司
印　　刷：广州一龙印刷有限公司
　　　　　（广州市增城区荔新九路43号1幢自编101房　邮政编号：511340）
规　　格：889 mm×1 194 mm　1/32　印张10.625　字数320千
版　　次：2024年10月第1版
　　　　　2024年10月第1次印刷
定　　价：68.00元

『是故圣人不治已病治未病，不治已乱治未乱，此之谓也。』

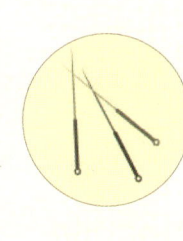

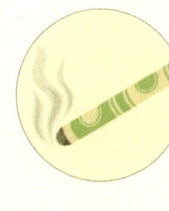

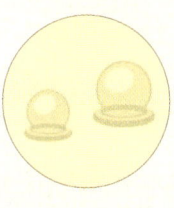

序

党的十八大以来，我国树立大卫生、大健康观念，积极推动从以治病为中心向以人民健康为中心的转变，贯彻落实预防为主的方针，形成维护和促进健康的强大合力。实践证明，坚持预防为主，加强防治结合，对于推动卫生健康事业高质量发展具有重要意义。中医药作为中华文明的瑰宝，一直守护着人民的健康。中医治未病的理念与新时代的卫生工作方针一脉相承，中医药高质量的发展必须适应当代多方面的变化，例如发生场景的变化、人们健康意识的变化、人们对健康需求的变化等。如何为不同人群供给高质量医疗保障及康复养生服务？这需要我们中医药人有"定力"，"转型不转基因"。

中医体质学说认为，体质是相对稳定的个性特征，体质类型的不同，使机体对某种致病因子或疾病有着不同的易感性。不同体质的人对病邪的反应也不同，从而导致产生不同的证候，异病之所以同治，同病之所以异治，实皆关乎体质，体质制约疾病的发展、转归。体质具有可调性，通过调理体质，可以实现对相关体质类型的易感疾病的防治。体质是"病"和"证"之根本和土壤。在中医体质理论基础上，如何运用中医药，尤其是中医特色疗法来纠正体质的偏颇，是中医临床新的探索和实践。

中医学拥有中药内服外敷、针灸、推拿、火罐、刮痧、贴敷、气功导引、养生、食疗等疗法，这些丰富的"自然疗法"为"治未病"提供了多种有效的治疗途径和手段。其中部分疗法经过现代中医学者的守正创新，形成了新型临床实用型特色疗法，如热敏灸、精灸、温阳灸、岐黄针疗法、切脉针灸、耳穴疗法、颊针疗法、龙砂开阖六气针法、腹针疗法、靳三针疗法、温通刮痧、易罐等。

《实用中医治未病特色疗法》由广州中医药大学第三附属医院治未病团队编写，是一本结合时代发展需求，以中医治未病为背景，以中医体质理论为基础，以特色疗法为优势的实用书。

中医药具有强大的生命力，要坚持走守正创新中医特色鲜明之路。

王琦

2024年2月

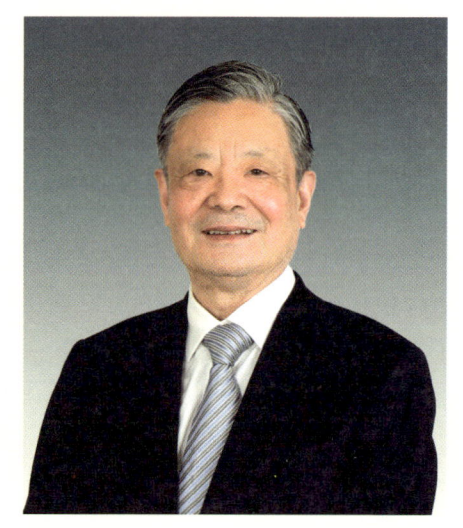

王　琦

中国工程院院士，国医大师

北京中医药大学终身教授（一级教授）、主任医师、研究员、博士生导师，国家中医药管理局高水平中医药重点学科中医体质学学术带头人，国家中医药管理局中医体质辨识重点研究室主任，中国医学科学院学部委员，中国中医科学院学部委员。

构建并完善中医体质学、中医男科学、中医藏象学、中医腹诊学、中医健康医学、中医未病学六大学术体系，开拓中医原创思维新领域。发现并证实中国人的九种体质，开创人类体质分类模型研究，创建体质辨识法，成为首个纳入《国家基本公共卫生服务技术规范》的中医内容，制定我国首部体质辨识团体标准，发起九体医学健康中国计划，中医体质学构建推进健康中国建设被评为新时期中医药标志性科技成果，《中医体质量表》被翻译为16种语言，推广到全球多个国家和地区，实现并保持我国中医体质学研究在国际的首创和领先地位，形成广泛国际影响。先后主持国家级科研项目20项。获得国家科学技术进步奖二等奖2项，省部级一等奖11项、二等奖8项。发明专利20项，研发国家新药2项。主编专著96部，以第一作者或通讯作者身份发表中文论文500余篇，发表SCI论文60余篇。培养博士后20名、博士研究生77名、硕士研究生66名、国家级学术传承人10名、各省市师承人员98名、各省市访学研修人员11名。曾获全国优秀科技工作者称号、首都劳动奖章、何梁何利基金科学与技术进步奖、中华中医药学会终身成就奖、全国中医药杰出贡献奖、树兰医学奖等荣誉。

编委会

实用中医治未病特色疗法

名誉主编

于天启

教授，主任医师，硕士生导师，广东省名中医。

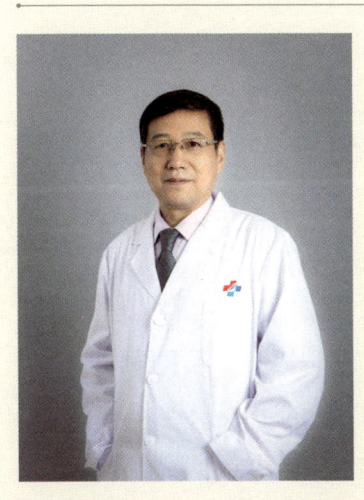

　　广州中医药大学第三附属医院血液肿瘤诊疗中心学术带头人，第二批全国优秀中医临床人才，中华中医药学会血液病分会副主任委员，广东中医药学会血液病专业委员会主任委员，美国国际医药大学客座教授等。

主 编

范琳燕

副主任中医师，医学博士，硕士生导师。

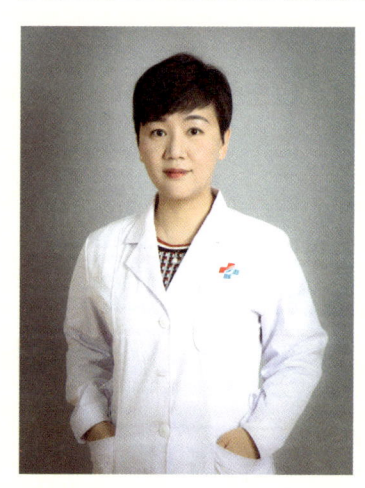

广东省传统医学会副会长，广东省传统医学会沈氏女科专业委员会主任委员，广东省卫生经济学会卫生经济与文化专业委员会副主任委员。

从事临床医教研和管理工作近20年。擅长运用综合手段和生活方式干预对病前状态人群、体质偏颇人群和慢病人群进行健康管理。参与、主持课题10余项，主持广东省自然科学基金项目1项、广东省中医药局项目1项，以第一作者身份发表论文10余篇、SCI论文1篇，出版专著4部、科普作品2部。

李红梅

主任中医师，医学硕士，高级心理咨询师，
国家三级公共营养师。

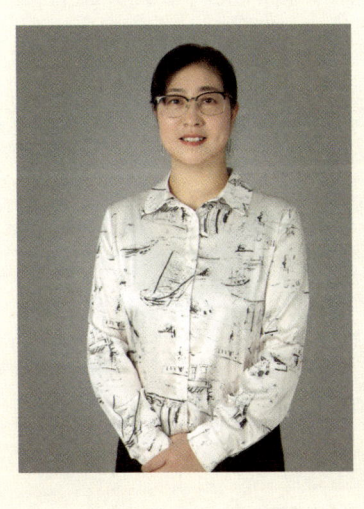

第三批全国优秀中医临床人才，羊城好医生，广东省健康科普专家库成员等。

从事临床、教学和科研工作30年。擅长中西医结合治疗内科杂病，尤其擅长冠心病、高血压病、糖尿病、甲状腺疾病和消化道溃疡等疾病的治疗及亚健康状态的调理。参与国家级、省部级、市级课题多项，在国内各类学术期刊上发表学术论文10余篇，出版科普书籍1部。

李 敏

主治中医师，医学博士。

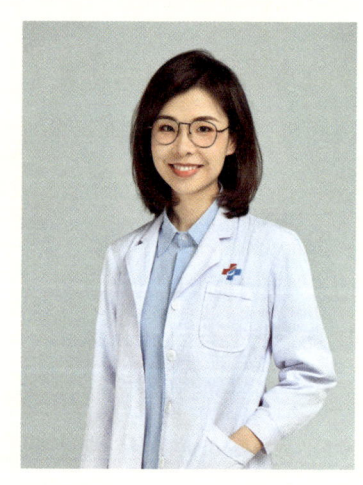

广东省胸部疾病学会健康管理专业委员会常务委员，广州市和谐医患关系研究中心第四届医疗纠纷处理顾问，广东省中西医结合学会治未病专业委员会委员，中国民族医药协会脑病分会委员。

从事临床、教学和科研工作10余年。擅长运用传统疗法，如针刺、埋线、火针、耳穴、艾灸等，结合营养和运动处方，综合调理体质，实现未病先防、既病防变、病愈防复。主持各级各类课题多项，发表论文10余篇。

目录

实用中医治未病特色疗法

下篇
专病各论

上篇

总　　论

第 一 章
实用中医治未病特色疗法发展概况

第一节 ｜ 中医治未病源流概况

一、中医治未病思想概况

"治未病"思想源远流长，自其被《黄帝内经》提出以来，其理论及实践历经几千年不断发展完善，逐渐形成了独特的理论体系。中医治未病作为中医学的核心组成部分，是中华民族的瑰宝，渗透着中华民族先辈们对未病调治的智慧，为人类防控疾病、维护生命健康提供了有效的理论依据和方法技术，并对未来人类医学模式有着深远和重要的影响。

（一）"未病"范畴

"未病"一词由来已久，首见于《素问·四气调神大论》"是故圣人不治已病治未病，不治已乱治未乱，此之谓也。夫病已成而后药之，乱已成而后治之，譬犹渴而穿井，斗而铸锥，不亦晚乎"。"未病"最直接的含义是指目前还没有发病，即"未病状态"，随着人们认知水平的不断提高，人们对"未病"的认识也更为全面。从中医理论出发，结合现代健康观、疾病观，目前"未病状态"可以分为狭义和广义两个层面：狭义的"未病状态"主要指欲病状态，而广义的"未病状态"包括无病状态、欲病状态、已病未变状态、瘥后未固状态。

1. 无病状态

无病状态是指机体没有任何疾病的健康状态，或者处于轻度的功能失调但自我感觉和理化检查基本正常的状态。《素问·平人气象论》谓："平人者，不病也。"在无病状态下，人体脏腑经络功能正常，气血津液调和充盈，形体与神志和谐统一，人与自然界和谐统一，称为"平人"，其中，精神的康健亦不可或缺，如《素问·生气通天论》所述"阴平阳秘，精神乃治"。"阴平阳秘"即阴阳处于动态的平衡之中，则精足神全，生命活动正常。1989年世界卫生组织对健康进行了重新定义，认为：健康是身体健康、心理健康、社会适应良好和道德健康的完好状态。由此说明，现代人的健康观是整体的健康观，除躯体健康外，还包括心理健康、社会健康、智力健康、道德健康、环境健康等整体健康的无病状态，即典型的无病状态。

2. 欲病状态

欲病状态是指疾病将要发生而尚未发生之前的状态。欲病状态下，疾病虽未形成，但有向疾病发展的趋势。"欲病"一词最早见于孙思邈《备急千金要方》"上医医未病之病，中医医欲病之病，下医医已病之病"，并指出"凡人有少苦似不如平常，即须早道。若隐忍不治，冀望自瘥，须臾之间，以成痼疾"，说明在日常生活中，脏腑功能失调、气血阴阳失衡的初期可无明显的不适感觉，或仅感到小有苦处，不如平常，但现代医学检查并无实质性改变，这种情况属于欲病，仍属于未病范畴，此时若没有及时干预，发展成疾病的风险将大大增加。此外，许多反复发作性的疾病，如过敏性鼻炎、支气管哮喘、肺心病、癫痫等，在发作之前的缓解期或休止期可全无症状，看似与常人无异，但并不意味着疾病痊愈。由于体内病邪留存，如痰、饮、积、瘀、虫、毒等病根未除，且脏腑经络气血的功能尚未恢复，故仍处于病势将发的欲病状态。一旦受到某些外部因素，如外感邪气、饮食不当、情志不调、过度劳累等影响，这类疾病随时可能再次发作。也有一些疾病的发病具有一定的潜伏期，在潜伏期内，机体的临床表现通常比较隐匿，甚至完全没有任何症状。潜伏期的形成，多因当时感邪较轻，或邪毒所在部位浅表，正气处于内敛时期，正邪难以交争，邪气得以伏藏，伏藏的时间短至几小时，长可达数年之久。不论疾病是处于缓解期、休止期，或是潜伏期，就临床表现而言，仍属未病范畴。

3．已病未变状态

已病未变状态是指人体某一部位出现显著病变，但病邪尚局限在该病位而未发生传变的状态。传变是疾病本身发展过程中固有的某阶段性的表现，也是人体脏腑经络相互关系紊乱依次递传的表现，包括病位传变和病性转化。病位传变的形式总结为二，即经络传变和脏腑传变。如外感疾病的六经传变、卫气营血传变和三焦传变；内伤杂病的经络传变、经络脏腑传变，以及脏腑生克制化传变等。无论哪种传变，病位传变都是以脏腑经络功能失常为其基本病理变化。病性转化则分为寒热转化和虚实转化两端。尽管疾病传变有规律可循，但受体质、病邪性质、地域、气候、生活状况、情志和治疗措施等多种因素影响，其过程错综复杂。在已病未变状态下，人体某一部位的明显病变属于"已病"范畴，而即将传变所致的病位或即将演变所致的病症仍属于未病范畴。因此，疾病传变理论对临床辨证论治、早期治疗、控制病情发展和预测预后等具有重要意义。

4. 瘥后未固状态

瘥后未固状态是指疾病初愈后，尽管部分症状已消失，但康复阶段余邪未净、正气未稳，疾病仍有复发的风险。此时，病邪虽已去大半但仍有残余或潜伏体内，为疾病复发提供了必要条件和可能性，因此，余邪未尽是疾病复发的首要因素，也是人体瘥后可能出现的状态。此外，病后脏腑气血功能紊乱，脾胃之气未和，正气未固，易受邪气侵袭，所以，正虚未固是疾病复发中必不可少的因素，也是瘥后容易出现的状态。无论是余邪未尽或是正虚未固，如治疗养护不彻底或受房事、劳累、饮食、情绪等因素影响，容易导致旧病复发或新病感邪。瘥后虽然是疾病尚未完全康复，正气未固的一个阶段，但其临床症状已经基本消失，故仍属未病范畴。

（二）中医治未病内涵

"治未病"思想源于《易经》的"有备无患"理念，谓之："水在火上，既济。君子以思患而豫防之。"在时代的发展变迁中，这种"有备无患"的治理观念逐渐渗透到医学领域，引起人们对治理未病及疾病的思考，先人在《黄帝内经》和《难经》等古代医典中的论述为中医治未病理论奠定了基础，如《素问·四气调神大论》载："是故圣人不治已病治未病，不治已乱治未乱，此之谓也。夫病已成而后药之，乱已成而后治之，譬犹渴而穿井，斗而铸锥，不亦晚乎！"最早提出"治未病"之说，明确"治未病"之意，强调疾病预防的重要性。《素问·刺热篇》云："肝热病者，左颊先赤；心热病者，颜先赤；脾热病者，鼻先赤；肺热病者，右颊先赤；肾热病，颐先赤。病虽未发，见赤色者刺之，名曰治未病。"即根据人体早期表象对疾病进行预知预判，在疾病未显露之前予以治疗，遏制病势发展。中医治未病逐渐发展形成独特的学术内涵，在中医理论指导下通过运用中药及中医外治法等方式实现未病的治理与管理。

根据历代医籍文献的记载，中医治未病的特色内涵主要可概括为以下四个方面。

1. 无病养生，重在预防

无病养生，重在预防，即治其未生，指通过养生调摄提升人体正气，避免邪气入侵，维持身心最佳状态。养生是人类为了自身良好的生存与发展，有意识地根据人体生长衰老不可逆的量、质变化规律，所进行的一切物质和精神的养护活动，以此达到保养生命、延年益寿的目的，这充分体现了中医学"不治已病治未病"的预防保健思想理念。《丹溪心法·不治已病治未病》云："与其救疗于有疾之后，不若摄养于无疾之先。盖疾成而后药者，徒劳而已。是故已病而不治，所以为医家之法；未病而先治，所以明摄生之理。夫如是则思患而预防之者，何患之有哉？"其中所言"未病而先治"即无病养生，能预防生病，延年益寿。

2. 欲病治萌，防微杜渐

欲病治萌，防微杜渐，即治其未成，指在疾病尚处于萌芽状态（欲病状态）时，或在疾病发作之前的缓解期或休止期，积极干预调治，以杜绝疾病生成。如《金匮要略·奔豚气病脉证治》载："发汗后，脐下悸者，欲作奔豚，茯苓桂枝甘草大枣汤主之。"记载了欲作奔豚的治疗方案，体现了欲病治萌的治未病思想。明代杨继洲在《针灸大成》中提到："但未中风时，一两月前，或三四个月前，不时足胫上发酸重麻，良久方解，此将中风之候也。便宜急灸三里、绝骨四处，各三壮……如春交夏时，夏交秋时，俱宜灸，常令二足有灸疮为妙。"在未中风前通过针灸扶正，可有效预防中风，减轻中风后遗症。因此，在察觉到疾病发生倾向或征兆，或在疾病萌芽时期症状较少且又较轻的阶段，或在疾病发作之前的缓解期或休止期全无症状之时，人体受到的损伤较轻微，针对欲病状态进行调治及干预的手段较简单，疗程较短，能有效杜绝疾病的形成，尽量祛邪于萌芽阶段，防微杜渐。

3．已病早治，防其传变

已病早治，防其传变，即治其未变，指事先预知疾病可能累及的其他脏腑，及早对这些部位进行固护，防生他疾。已病早治指已经发病要及时治疗，防其传变指疾病的发展都有顺逆传变的规律，要正确预测到疾病的发展，才能够及时阻断疾病的加重或转变。《难经·七十七难》在论述治未病时记载"所谓治未病者，见肝之病，则知肝当传之与脾，故先实其脾气，无令得受肝之邪，故曰治未病焉"。根据五行相克学说，指出治其未变以防其传变的思想。《金匮要略·脏腑经络先后病篇》云："适中经络，未流传脏腑，即医治之。四肢才觉重滞，即导引、吐纳、针灸、膏摩，勿令九窍闭塞。"充分诠释了中医治未病中已病早治的思想理念。清代医家叶天士的《温热论》中指出"若斑出热不解者，胃津亡也。主以甘寒，重则如玉女煎，轻则如梨皮、蔗浆之类。或其人肾水素亏，虽未及下焦，先自彷徨矣，必验之于舌，如甘寒之中加入咸寒，务在先安未受邪之地，恐其陷入易易耳"。针对温热之邪易伤津液的特点，其提出对于肾水素虚的温热病患者，为防止病邪乘虚深入下焦，应当结合舌象，酌情加入咸寒益肾之品，且提出了"务必先安未受邪之地"的防治原则，这些都体现了已病防变的中医治未病理念。

4．瘥后调摄，防其复发

瘥后调摄，防其复发，即瘥后防复，指在疾病向愈或康复后对身体加以调养，提高身体素质，防止疾病复发。《素问·热论篇》云："病热少愈，食肉则复，多食则遗，此其禁也。"《伤寒论·辨阴阳易差后劳复病脉证并治》中亦详细阐述了阴阳易、劳复、食复等，提示疾病愈后调摄防复的重要性。清代俞根初在《重订通俗伤寒论·伤寒复证》中提到伤寒怒复，即"伤寒瘥后，因事触怒，相火暴发，因而余热复作"。疾病初愈后，余邪未清，正气尚虚，机体抵抗力下降，容易复感邪气而致旧疾复发或罹患新病。因此，"瘥后防复"以扶助正气、强身健体、防止疾病复发为指导思想，以防止死灰复燃，杜绝病根为原则。若为余邪未尽而复发者，应以祛邪为主；或者根据正邪之强弱，二者兼顾之。疾病瘥后的积极调理同样是瘥后防复的重要一环，瘥后虽无明显临床症状，但机体阴阳气血偏颇尚未恢复，此时可针对阴阳气血偏颇进行体质调理，以期阴平阳秘，体质接近平和；还可应用各种现代检查手段进行评估，如果有轻度偏颇，可应用各种中医治未病的方法、技术和措施进行调治。

二、中医治未病学科发展

治未病与治已病都是与疾病做斗争，以调整机体的阴阳平衡，恢复或保持健康为目的，相较而言，中医学对于治已病已经有了较为成熟的理论体系，针对明确发生的各专科疾病采用目标明确、作用较为强烈的治疗方法，而治未病更注重运用较为温和的方法进行综合调治，解决疾病于萌芽状态。虽然治未病的理论体系仍需进一步发掘和完善，但随着时代发展及人们健康观念的转变，中医治未病已作为一门独立而热门的中医学科不断发展，其价值日益凸显。

我国政府对中医治未病的发展建设高度重视。自2007年起，国家中医药管理局启动中医治未病健康工程，探索构建中医特色预防保健服务体系，并于随后几年相继发布实施方案及实施意见。2012年，国家中医药管理局将中医治未病学确定作为"十二五"中医药重点学科进行选点建设，标志着中医治未病学成为一门独立的学科。2013年，国务院印发《关于促进健康服务业发展的若干意见》。直至2013年，国家中医药管理局确定了173所中医预防保健服务试点单位，初步形成了中医特色明显、服务规范、技术适宜的治未病健康服务体系框架。2014年，国家中医药管理局发布《中医医院"治未病"科建设与管理指南（修订版）》，明确要求二级以上中医医院均成立治未病科，开展治未病服务，满足人民群众多层次、多样化、日益增长的预防保健服务需求。2015年，国务院办公厅印发《中医药健康服务发展规划（2015—2020年）》，提出"将中医药优势与健康管理结合，以慢性病管理为重点，以治未病理念为核心，探索融健康文化、健康管理、健康保险为一体的中医健康保障模式"。2016年，国务院发布《中医药发展战略规划纲要（2016—2030年）》，强调发挥中医药"在治未病中的主导作用""实施中医治未病健康工程，加强中医医院治未病科建设，为群众提供中医健康咨询评估、干预调理、随访管理等治未病服务"。

近年来，高等中医药院校以"大健康"为理念，持续加强内涵建设，提升办学质量，并弘扬中医药特色。为此，院校增设了中医养生学、中医康复学等特色专业，并开设中医治未病学、中医养生学等课程，有力地促进了中医治未病事业的发展。同时，多所大学附属医院设立了中医治未病中心，结合中医药养生保健技术和现代健康管理方法，进一步落实"治未病"的核心理念，为民众提供个性化中医治未病服务。

在中医的整体观念和辨证论治理论指导下，治未病科能够综合运用中医特色疗法技术，通过内外合治、身心同调的方式，促进人体的整体健康和平衡。针对九种体质（平和质、气虚质、阳虚质、阴虚质、痰湿质、湿热质、血瘀质、气郁质、特禀质），治未病科通过中医辨识和评估，了解患者的体质特点和脏腑功能状态，从而制订个性化的调治方案。在亚健康状态调理方面，治未病科可通过中药结合中医治未病特色疗法进行调理，促进机体的自愈能力，提高免疫力，改善亚健康状态。对于常见专科病种的调治，其同样具有一定的独特优势和潜力，如根据患者的体质特点和病情表现，提供个性化的健康管理和中医干预方案，调整脏腑功能、促进气血运行、平衡阴阳，从而达到从根本上调治疾病，提高治疗效果的目的。

治未病科在未来有着广阔的发展空间，随着人们健康意识的提升和对综合健康管理需求的增加，治未病科将在日常门诊扮演越来越重要的角色，中医治未病思想亦将广泛深入人民群众的健康观念当中。治未病就是要让人"不得病、少得病、晚得病、不复发"。在中医治未病思想的指导下，人们可以建立起良好的健康观念，改变不良习惯，提高生活质量，把握健康，赢得健康，享受身心健康的快乐。

第二节 | 中医治未病特色疗法运用

一、中医治未病特色疗法介绍

人们在防治疾病的实践过程中，以中医理论为指导，不断总结发展，形成了独具特色的中医治未病的方法与技术，这些方法与技术种类丰富多样、实用安全、优势明显，既包含了经验，又有近现代创新的特色疗法，这些方法与技术经过历代医家的传承与发展，逐渐形成了既继承原传统疗法的特色与优点又具有创新性的实用中医特色疗法。每一种特色疗法都有着简、便、廉、验的特点，有效且安全，可与其他治法结合使用，相辅相成。因此，在临床实践过程中，人们可根据季节、年龄、性别、体质强弱与阴阳偏颇及其所处环境等不同因素，灵活运用多种中医治未病方法与技术，取长补短，以达到更佳的治未病效果。

现将目前在治未病领域广泛应用的中医传统特色疗法做如下综述。

（一）针法

针法起源于远古时代，最早的针法形式可以追溯到在新石器时代遗址中发现的砭石，其主要用于破开痈肿，排脓放血，或用于刺激身体中的某些部位，以消除病痛。随着生产力发展，青铜器时代开始出现"九针"。针刺工具从砭石发展到九针，标志着针法的形成。最早对针法的记载出现在《黄帝内经》中，其除了对"九针"

所形成的理论及应用的论述外，对经络学说尤有精辟的阐述。此外还总结了上古以来的针刺方法，如九刺、十二刺及五刺等刺法，徐疾补泻、呼吸补泻、捻转补泻、迎随补泻、提插补泻和开阖补泻等补泻手法，为后世针刺方法奠定基础。

晋代至金元时期，针灸疗法得到显著的发展。魏晋时期出现了现存最早的针灸专著——皇甫谧的《针灸甲乙经》，其他代表作如孙思邈的《备急千金要方》《千金翼方》中均有若干篇目对针灸进行阐述。到宋、金之际出现了子午流注按时取穴的时间针法学说，在经络及针法认识方面亦多有发展，如元代医家滑寿的《十四经发挥》对奇经八脉做了重新厘定，将任督两脉与十二经脉并称为十四经；窦汉卿的《针经指南》提出了"进针十四法"，还有《流注指微赋》《标幽赋》等名篇也对进针与出针的技巧和原则进行了详尽论述。

明清时期是针刺法的集大成时期。除陈会的《神应经》、高武的《针灸聚英》、汪机的《针灸问对》等针灸医籍外，还有杨继洲的《针灸大成》，该书是针灸历史上又一次总结性的著作，曾被译成多国文字，流传甚广。清代中叶以后，针灸医学渐趋衰落，针刺手法发展缓慢。

20世纪50年代后，针灸学术进入新的历史时期，从文献考察到临床观察，从实验研究到规律性的探索均做了大量的工作。腧穴研究亦取得了令人瞩目的成果，如针刺麻醉等。针刺的方法与现代科技结合，出现了许多新的针刺疗法，如电针、电热针、微波针、激光针、电磁针、水针等。手法研究也步入了一个新时期，以手法操作为特长的医家也在传统针法的基础上根据自身的临床体会，总结出许多特色针法。这些针法不仅仅在常见病的治疗过程中收效显著，在治疗难治性疾病方面展示了其独特的效果，还可用于日常养生和保健。

针法疗疾通过在不同理论指导下，运用各种针具刺激人体穴位或反应点、反应区域，调节脏腑经络，平衡气血阴阳，从而达到治疗疾病的目的。针法种类丰富多样，本书列举以下几种常用的特色针法：岐黄针疗法、切脉针灸、火针疗法、颊针疗法、龙砂开阖六气针法、腹针疗法、靳三针疗法等。

（二）灸法

早在先秦时期，灸法就已在民间广泛使用。《黄帝内经》中有大量关于灸法的记载，涉及灸治原则、操作规程、适应范围、灸法补泻操作、注意事项等，其中最重要的是对灸治原则和灸法补泻操作的论述。魏晋时期，灸法较为盛行，三国时期曹翕所撰写的《曹氏灸方》是我国第一部灸疗专著。《针灸甲乙经》《肘后备急方》等医著中均有对灸法的记载论述，使灸法得到了进一步的发展。到了唐代，灸法已发展为一门独立学科，并出现了专门施灸的医师，称为"灸师"。宋代医家对于灸法有所创新和发明，著述也颇多，当时可谓灸法的全盛时期，如《小儿明堂灸经》《西方子明堂灸经》《膏肓俞穴灸法》等灸疗专著，在理论和实际操作上，形成了独特流派，丰富了灸疗学的内容。元明以后，灸法开始向无痛方向改进，原始灸法趋于衰落。同时明清时期较为重视使用灸疗器械，为后世灸疗器械的发展奠定了基础。

自20世纪50年代起，灸法又以其独特的治疗效果为临床所重视，近20年来灸法在灸治范围、灸疗方法和灸疗器械等方面都有了长足发展。灸法疗疾从最初单纯的灸法不断发展，已不同于过往采用直接灸且艾炷大而壮数多，现代灸法采用小炷少壮灸，减轻了灸疗的痛苦而疗效不减，并从中衍化出多种灸法，如艾条灸、药条灸（包括太乙神针、雷火神针等）、温灸器灸、温针灸、灯火灸等。根据病情不同，还采用间接灸法，所隔物品多为姜片、蒜片、食盐、附子饼等。单纯用灸或以灸为主治疗的疾病就达100多种。灸法还突破灸治传统病症和一般常见病，在治疗难治性疾病方面展示了其独特的效果，并且从临床治疗发展到了养生和保健。

灸法通过利用艾叶等易燃材料或药物，点燃后在穴位上或患处进行烧灼或熏熨，借其温热性刺激及药物的药理作用，通过经络的传导，起到温通气血、疏通经络、调和阴阳、扶正祛邪、升阳举陷、行气活血、祛寒逐湿、消肿散结、回阳救逆等作用，从而防治疾病。对慢性虚弱性病症和以风、寒、湿邪为患的疾病尤为适宜。其具体方法很多，本书列举以下几种常用的特色灸法：热敏灸、精灸、温阳灸、雷火灸等。

（三）其他

近现代以来，医家学者们在传承古法的基础上，不断推陈出新，涌现出众多独具特色的疗法。这些疗法是对传统中医智慧的继承与发展，它们不仅丰富了中医的治疗手段，也为广大患者提供了更多元化、个性化的治疗选择。例如温通刮痧疗法，通过对施术工具的改良和创新，将艾灸、刮痧、推拿、按摩和热疗等多种治疗手段相融合，从而实现了对病患部位的多重刺激和调理。这种疗法不仅具有温通经络、调和气血的功效，还能有效缓解肌肉疼痛、改善血液循环，为众多患者带来了显著的疗效。又如易罐疗法，则是在传统火罐技术的基础上进行了改良和创新，通过优化罐体的设计和制作，使拔罐技术更加贴合临床实际，能够更好地适应不同患者的需求和病情。易罐疗法具有操作简单、安全可靠、疗效显著等优点，在临床治疗中得到了广泛应用。

此外，还有诸如穴位埋线疗法、中药砭石推拿熨烫疗法、耳穴疗法等，皆独具特色，它们通过不同的作用机制和治疗手段，为患者提供了更加全面、个性化的治疗方案。这些疗法的发展，不仅丰富了中医的治疗体系，也为中医治未病学科的发展注入了新的活力。

二、中医治未病特色疗法在体质调养中的运用

（一）中医体质学说概述

在中医体质学中，体质指人体在生命过程中，于先天禀赋和后天获得的基础上所形成的形态结构、生理功能和心理状态方面综合的、相对稳定的个体特质。体质表现为结构、功能、代谢及对外界刺激反应等方面的个体差异性，对某些病因和疾病的易感性，以及疾病传变转归中的某种倾向性。它具有个体差异性、群类趋同性、相对稳定性和动态可变性等特点。这种体质特点或隐或现地体现于健康和疾病过程之中。

中医体质学强调人体体质的形成基于先天禀赋和后天调养两个基本因素，决定体质形成的先天因素主要有种族与家族，婚育，养胎、护胎和胎教等，影响体质形成的后天因素主要有膳食营养、生活起居、精神、劳欲、生活环境、疾病、药物等。另外也强调机体内外环境相统一的整体观念，说明个体体质在后天生长、发育过程中是与外界环境相适应而形成的个性特征，充分体现出中医学"形

神合一"的生命观和"天人合一"的整体观。

历代医家对体质现象均有不同程度的认识及重视。在体质分类方面，早在《黄帝内经》时期便出现阴阳分类法、五行分类法、体型分类法、心理特征分类法及形志苦乐分类法等分类方法，对体质的阴阳分类法主要有四分法（即重阳型、重阳有阴型、阴多阳少型和阴阳和调型）和五分法（太阴、少阴、太阳、少阳、阴阳平和）；五行分类法根据五行学说分为木型人、火型人、土型人、金型人、水型人5种人群体质；体型分类法主要把体质划分为肥人、瘦人、常人3种类型，其中常人进一步分为端正、壮士和婴儿等不同体质类型；心理特征分类法根据人格心理特征在勇怯方面的典型差异，将体质分为勇和怯两种类型；形志苦乐分类法根据心理特征的差异，将体质分为形乐志乐、形苦志乐、形苦志苦、形乐志苦、形数惊恐5种体质类型。张仲景在《伤寒杂病论》里描述了"强人""羸人""盛人""虚弱家""虚家""素盛今瘦""阳气重""其人本虚"等各种病理体质特征。温病学家也总结了温热病中各种常见的体质类型，如气壮质的"正气尚旺之人"，阴虚质的"瘦人阴不足""体瘦质燥之人"，阳虚质的"阳气素虚之人"，痰湿质的"面白阳虚之人，其体丰者本多痰湿"，血瘀质的"其人素有瘀伤宿血""平时有瘀血在络"，气虚质的"肌柔色嫩""质体气弱"，湿热质多见于"酒客中虚"，兼之过食辛热，致"酒客积热"，若"湿久生热，热必伤阴"等。现代学者从临床实践角度对现代人常见的体质类型进行了分类，其中，国医大师王琦采用文献研究、流行病学调查分析等研究方法，结合临床观察，提出了九种中医体质分类法，将体质分为平和质、气虚质、阳虚质、阴虚质、痰湿质、湿热质、血瘀质、气郁质、特禀质9种基本类型，并从分类依据、命名依据、表述方法和文献依据等方面加以详细说明，中华中医药学会于2009年发布《中医体质分类与判定》标准，以九种体质作为目前流行的体质分类。

（二）体质学说在中医治未病中的应用

中医体质学说提出"体质可分""体病相关""体质可调"3个关键科学研究问题，对于中医治未病的发展起到重要的推动作用。体质学说成为中医治未病的辨识工具之一，每种体质都有其不同的形体特征、心理特征、常见表现、发病倾向和对外界环境的适应能力。其通过体质辨识了解个体的体质类型，并通过改善体质偏颇来干预疾病的发生与传变，维护机体健康，是中医治未病的特色和优势。此外，在中医理论的指导下，针对个体的体质特征，通过合理的饮食调养、起居调护、精神调摄、形体锻炼，实现未病先防、既病防变，从而改善体质，提高人体对环境的适应能力，以预防疾病，达到健康长寿的目的，这体现了体质学说对中医治未病调理干预的指导，改善体质的最终目的是治未病。

（三）不同体质人群的治未病特色疗法干预调治

王琦教授于2005年提出了"辨体—辨病—辨证诊疗模式"。该模式是以体质、疾病、证候之间的内在联系为前提，将辨体、辨病、辨证相结合，进行综合运用的一种临床诊疗模式。辨体所指向的目标主要是"人"，将人作为研究的主体；而辨证的指向目标是"病"，将疾病某一阶段的病理特点与规律作为研究的主体；辨病的指向目标则是疾病全过程的病理特点与规律。因此，"辨体论治"以人的体质作为认知对象，从体质状态及不同体质分类的特性，把握其健康与疾病的整体要素与个体差异，在此基础上制定防治原则，选择相应的治疗、预防、养生方法，使治疗更具全面性，干预效果更理想。

越来越多学者开始研究在"辨体论治"指导下中医外治法对偏颇体质的调理方案，通过文献研究及临床实践经验的归纳总结，逐渐得出不同体质下各中医外治法的调治方案。

不同疗法对于经络的疏通、脏腑的调节、气血精神的濡养等作用各异，如针刺法以经络学说为理论基础，选穴决定治疗功效的方向，再根据针刺的方法形式可加强或决定一些特殊的治疗所用，根据针刺的深浅可调节经络表里，根据针刺补泻的性质可调节经络脏腑虚实；灸法以温通为主要特点，对于祛除经络脏腑寒湿阴邪尤为擅长，根据艾炷的大小形状可有不一样的刺激量，根据艾灸的方式可有程度不一的补泻及功效的侧重，根据艾灸工具的不同，可达到不同的刺激方式，等等。在体质辨证下，选用不同的治未病特色疗法，这些疗法可单独使用，亦可根据体质特点、临床症状、病邪特异性、中病层次及刺灸法特异性等因素综合运用。

三、中医治未病特色疗法在专科病种中的运用

伴随着人类疾病谱的改变，在从过去以疾病为中心的卫生医疗模式向以健康为中心的健康服务模式转变的过程中，中医治未病的思想及方法、技术在临床对慢性疾病和某些急性病的防治中凸显优势，特别是对多种疾病早期的"未病状态"的调治更具独特优势。调治内容包括情志、起居、饮食、药物等方面，还包括针刺、艾灸、贴敷、熏浴等中医外治法。

在专科病种中，中医治未病特色疗法的应用已经取得了长足的进展。以常见的心脑血管疾病为例，运用中医治未病特色疗法可改善血液循环，促进心脑血管功能的恢复和改善。例如，临床观察发现，在高血压病的治疗过程中，除了运用中西药治疗之外，单独使用或配合耳穴压豆治疗高血压病，选穴如结节、角窝上、耳背肾、耳背肝、耳背心等，临床效果突出；或配合穴位贴敷，选穴参考大陵穴、神门穴、曲池穴、太溪穴、太冲穴等穴位，疗效可观。在呼吸系统疾病的调治中，穴位贴敷疗法是防治慢性阻塞性肺疾病的一种行之有效的中医外治法，操作简便且效果显著；中药足浴疗法在足部熏洗时，中药可通过皮肤、腧穴吸收，循经入脏腑，再通过脏腑的输布，到达病所，发挥治疗作用，对于常见的呼吸系统疾病亦有显著疗效。中医特色疗法如针刺、艾灸、穴位埋线、穴位注射、耳穴压豆等应用于治疗妇科疾病取得了不错的疗效，可调节女性内分泌水平和盆腔内环境，且毒副作用小、安全性高，在临床上应用日益广泛。中药熏蒸、火针疗法、刮痧疗法等特色疗法在皮肤科疾病的诊治中运用广泛，疗效显著。

中医治未病特色疗法在专科病种中的应用还有很大的发展空间。随着中医科学的发展和研究的深入，中医治未病特色疗法的临床应用将更加精细化和个体化，中医治未病特色疗法亦将在更多专科病种中发挥重要作用，提供更多的治疗选择和可能性。

第二章
实用中医特色疗法

第一节 | 岐黄针疗法

一、概述

岐黄针疗法是陈振虎教授参照《黄帝内经》中针具和刺法理论，借助现代材料和工艺理念，形成的以中医理论为指导，以脏象学说和经络学说为理论基础，以辨证论治为诊疗特点的古典针刺方法，具有取穴少、操作便捷、疗效显著的特点。

（一）理论渊源

1. 整体观念

整体观念指完整性和统一性。中医学认为人体是一个完整统一的整体，各部分的组织结构在生理上不可分割，相互协调，相互为用，病理上相互影响。同时人体与所生存的自然环境也是一个完整统一的整体，人类在适应自然和改造自然的过程中产生适应性，即"人与天地相参也，与日月相应也"（《灵枢·岁露论》），如果人体适应能力减弱，就会产生疾病。如《灵枢·五变》云："夫天之生风者，非以私百姓也。其行公平正直，犯者得之，避者得无殆，非求人而人自犯之。"

2．脏象学说、经络学说

脏象学说是指研究人体五脏六腑生理功能和病理变化及其相互关系的理论。"脏"指藏于体内的内脏；"象"指表现于外的生理和病理现象。五脏的功能主要是化生和贮藏精气；六腑的功能主要是受盛和传化水谷。五脏藏精气，满而不实；六腑受水谷，实而不能满。经络学说是研究人体经络的循行分布、生理功能、病理变化，及其与脏腑相互关系的基本理论。经络有运行气血、沟通表里上下内外、调节各脏腑组织生理功能等作用。经络理论的核心和物质基础是经络气血的正常运行，这也是经络辨证指导治疗的核心内容，即气血行，经络通。正如《灵枢·经脉》所说："经脉者，所以能决死生，处百病，调虚实，不可不通。"

脏象学说和经络学说是相对独立和联系的理论体系，经络系统气血的正常输布运行是脏腑发挥正常生理功能的重要前提和保障。针灸疗法直接作用的是经络系统，并通过对经络气血的疏通而间接达到对脏腑功能的调节作用，即脏腑辨证针灸治疗时是按照气血—经络—脏腑顺序实现脏腑气血的调和畅达。

陈振虎教授临床治病有经辨经，无经辨脏腑。针对局灶性症状和体征，优选经脉上的局部穴位，尤其是经筋病，强调穴位的"近治作用"；对于全身性、系统性病症常用脏腑辨证，多数情况下选择相应脏腑的俞穴、募穴调整脏腑的气血平衡。针刺并不改变气的多少，它仅是对气机进行调节。所谓用针之类，在于调气。凡刺之道，气调而止。

3．五刺法

五刺法（半刺、豹文刺、关刺、合谷刺、输刺）是按照五脏（肺、心、肝、脾、肾）合五体（皮、脉、筋、肉、骨）的关系分成5种刺法的总称，同时五刺法也是针灸局部取穴的总纲。

（二）针具渊源

陈振虎教授在20多年临床经验基础上发现针具的变迁对疗效的影响也是客观存在的。2015—2022年，陈振虎教授对临床2万多病例进行针具粗细疗效影响的观察，发现针具的粗细、硬度、韧性及形状对针刺效果有很大影响，且粗针存在明显的弊端：针刺时痛感增强，患者畏惧心理更甚，进针时针刺阻力增加、难以刺入，且反复多次粗针刺激容易在局部形成瘢痕和粘连。基于以上几点，参考古代九针形态，借鉴现代针具的特征，结合现代裁量，运用现代工艺，岐黄针针身采用中空设计，在保证硬度的基础上，针具直径做到最小，针尖采用独特的圆弧形造型，可以很好地避免刺伤血管引起血肿。如此设计，岐黄针不但消除了因针具的粗细差异对疗效的影响，同时也可以在一定程度上实现对古代九针中几种针具的有效结合，可以说是对现代针具的一种改良和发展。近年来，该针具先后获得国家实用新型专利技术2项，并命名为多功能针灸针。临床上多采用的岐黄针规格为0.5毫米×40毫米或0.5毫米×50毫米。

二、岐黄针疗法特点

（一）岐黄针特点

与传统的毫针针具相比，岐黄针针具有2个特点。

1. 圆弧形针尖

岐黄针的针尖，参考传统毫针的针尖形状，并结合、借鉴古代九针（大针、长针、员利针及毫针）和现代针具的针尖特点，设计为圆弧状。圆弧形的针尖设计既有利于避开血管，减少血管损伤，又可减少过于尖锐的针尖引起的明显刺痛感觉。

2. 中空针身及透明针柄

岐黄针是由304不锈钢针管制成，中空的针身设计可以增强针的硬度，方便针体刺入穴位一定深度并进行手法操作，如在进行《黄帝内经》"五刺法"里面的合谷刺、关刺及输刺等操作时，摆动针柄做手法能使整个针体摆动，从针柄将这种刺激量尽最大可能向针身、针尖处传导，疗效迅速。且一旦刺入血管，中空的针身设计便可以通过针柄处的回血，及时发现并对应处理（图2.1）。

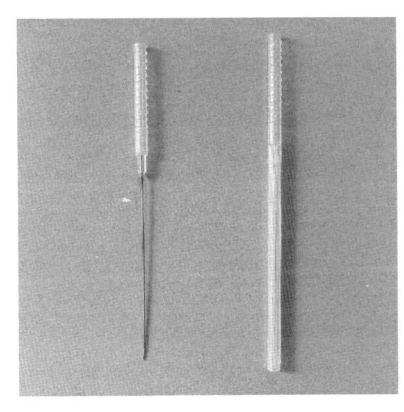

图2.1 中空针身和透明针柄

（二）临床操作特点

1. 轻：一指刺激量小，二指取穴少

刺激量小 进针时利用拇指、食指及腕部的力量，将针以飞针手法刺入皮下，然后利用右手拇指、食指指尖的虚力，将针快速轻巧刺入到皮肤下结缔组织中。在进针的过程中，如果一旦针下有抵触时，应立即停止进针，轻轻将针更换一定方向和角度后再进针。

取穴少 "穴不在多，贵在中的"，岐黄针疗法选穴少而精。

经多年临床实践，陈振虎教授从366个穴位中选取了最常使用的30多个穴位用于临床治疗，每次治疗仅选用2～3个穴位，很少超过4个。

2. 快：一指进针快，二指操作时间短，三指疗程短

进针快 进针手法采用"飞针"快速针刺法，以右手的拇指、食指指腹，捏住岐黄针针柄的下1/3处，利用腕关节的活动，同时拇指、食指指腹相对移动，拇指指腹向后，食指指腹向前，即可将针刺入皮下，实现快速入皮。

操作时间短 一个穴位从进针到出针不超过20秒，不留针不加电，时间短。

疗程短 大多数痛证患者用岐黄针治疗时，仅仅2～3次即可达到消除病痛的效果。

三、适应证

临床适应证广泛，如颈肩腰腿疼痛（包括各种关节扭伤）骨科疾病，失眠、帕金森病、中风、周围神经病变、面瘫、肠胃不适等内科疾病，术后瘢痕、带状疱疹、荨麻疹、膀胱炎、膀胱过度活动症、排尿功能障碍等外科疾病，痛经、乳腺结节等妇科疾病，小儿抽动障碍、痉挛性偏侧脑瘫等儿科疾病，头痛、眼睑下垂、耳聋耳鸣、颞颌关节紊乱等头面五官疾病。

四、禁忌证

（1）患者在过度饥饿、暴饮暴食、醉酒后及精神过度紧张时，禁止针刺。

（2）孕妇的少腹部、腰骶部、会阴部及身体其他部位具有通气行血功效，针刺后会产生较强针感的穴位（如合谷穴、足三里穴、风池穴、环跳穴、三阴交穴、血海穴等），禁止针刺。

（3）患有严重的过敏性、感染性皮肤病者，以及患有出血性疾病（如血小板减少性紫癜、血友病等）者，禁止针刺。

五、操作要点

（一）针具的选择

根据患者的高矮胖瘦，结合针刺的穴位，选择适当规格的岐黄针进行治疗操作。

（二）体位

患者以舒适体位为佳。适当的体位有助于腧穴的定位、针刺治疗的施术操作，同时对于防止晕针、滞针、弯针等有重要的意义。

（三）消毒

本产品为一次性消毒无菌针具。针刺前在患者针刺的穴位皮肤

岐黄针疗法操作视频

上用75%酒精棉球擦拭消毒，或者用安尔碘皮肤消毒剂局部消毒。

（四）进针法

采用单手进针法，用左手的拇指、食指固定在穴位周围，右手的拇指和食指握住针柄的下端，对准已消毒的穴位，快速将针刺入皮肤，直至所需的深度。

（五）针刺角度和深度

根据施术腧穴所在的具体位置、患者体质、病情需要和针刺手法等实际情况来灵活掌握。

（六）基本操作手法

具体按照《黄帝内经》五刺法进行操作。

1. 半刺

《灵枢·官针》云："半刺者，浅内而疾发针，无针伤肉，如拔毛状，以取皮气，此肺之应也。"

【方法】浅而快速进针，进针约半分，刺得浅，如拔去毫毛。

【临床应用】半刺作用于皮肤浅层，肺主皮毛，因此与肺脏相应。主要用于治疗与肺脏有关的疾病。

2. 豹文刺

《灵枢·官针》曰："豹文刺者，左右前后针之，中脉为故，以取经络之血者，此心之应也。"豹文刺刺后出血点多，形似豹纹，故称豹文刺。

【方法】在穴位的左右前后点刺，刺中血络出血。

【临床应用】豹文刺直中血脉，心主血脉，因此与心相应，临床上多用于疖痈肿、带状疱疹、关节韧带损伤。

3. 关刺

《灵枢·官针》云："关刺者，直刺左右，尽筋上，以取筋痹，慎无出血，此肝之应也。"

《黄帝内经太素·九针之二·五刺》云："刺关身之左右，尽至筋上，以去筋痹，故曰关刺或曰开刺也。"

《类经·针刺类·三刺浅深五刺五脏》云："关，关节也。左右四肢也。尽筋，即关节之处也。"

《内经评文·官针》云："谓直刺又左右之其深尽筋上也。"

结合《灵枢》经文和历代注解及临床实践，陈振虎教授倾向于关刺是一种多向刺法，用于治疗筋痹。

【方法】先直刺然后将针提至皮下朝各个方向斜刺，深度应达到筋的层次。

【临床应用】关刺主治筋病，肝主筋，因此与肝脏相应。临床多在关节附近的肌腱或韧带上进行针刺。

4. 合谷刺

《灵枢·官针》云："合谷刺者，左右鸡足，针于分肉之间，以取肌痹，此脾之应也。"

【方法】将针深刺入分肉之间，左右各斜刺1针，状如鸡足。

【临床应用】合谷刺入分肉之间，脾主肌肉，因此与脾相应。主要治疗肌痹。岐黄针疗法中合谷刺应用广泛，特别是对于肌肉关节的疼痛，效果明显。

5. 输刺

《灵枢·官针》云："输刺者，直入直出，深内之至骨，以取骨痹，此肾之应也。"

【方法】直进针、直出针，深刺至骨。

【临床应用】深刺至骨，肾主骨，因此与肾相应。主要用于治疗骨痹和病变较深的病症。

（七）两种辅助行针手法

摇法和震颤法，可促使得气、加强针刺感。其中，摇法是将针刺入一定深度后，手持针柄，将针轻轻摇动的方法；震颤法是指针刺入一定深度后，右手持针柄，用小幅度、快频率的提插手法，使针身轻微震颤的方法，也可通过搔刮岐黄针针柄实现。

（八）出针

以左手拇指、食指持消毒干棉球/干棉签轻轻按压针刺部位，右手持针将针退至皮下取出针具，然后用消毒干棉球/干棉签按压针孔片刻，防止出血或针孔疼痛。

六、注意事项

（1）岐黄针治疗取穴少，刺激轻，很少出现晕针现象。但对初次接受针刺治疗或精神过度紧张，身体虚弱者，应先做好解释安抚，消除对针刺的顾虑和恐惧；同时选择舒适的体位，最好采用卧位；饥饿、疲劳、大渴时，应在进食、休息、饮水后再行针刺；医者在针刺治疗过程中要精神专一，注意观察患者的神色，询问其感觉，一旦有晕针先兆，可及早采取处理措施，防患于未然。

（2）岐黄针针尖呈卵圆形，一般不易刺伤血管出现血肿。若有微量的皮下出血见局部小块青紫时，一般不必处理，可自行消退。若局部肿胀疼痛较剧，青紫面积大影响活动功能时，可先做冷敷止血，24小时后再做热敷或在局部轻轻揉按，以促使局部瘀血消散吸收。

（3）医者进针手法要熟练，指力要均匀，避免进针过速、过猛，防止出现弯针。

（4）注意学习腧穴学知识，掌握腧穴结构，明了穴下的脏器组织，根据患者体形肥瘦，掌握进针深度。对于胸部、背部及缺盆部位的腧穴，最好采用平刺或斜刺的方式，进针不宜太深，一般避免直刺，防止气胸；深部有脏器部位，注意针刺的方向及深度，防止刺伤内脏。

第二节 ｜ 切脉针灸

一、概述

切脉针灸是俞云教授从《黄帝内经》中发掘的针灸理论。其结合自己多年的临床经验提出在针灸临床中先切脉，通过辨别人迎、寸口、冲阳及人体各经络的脉象大、小、盛、衰、滑、涩等表现来辨证、辨经、辨气血，了解机体阴阳之盛衰及脏腑、经络之虚实，再以此为基础指导针灸取穴、补泻以治疗疾病，并可检验针灸疗效。切脉针灸是一种切脉与针灸相结合的临床诊疗方法。

二、切脉针灸特点

（一）符合中医个体化辨证治疗的特点

根据患者的症状及脉象，辨证、辨经、辨气血，通过针灸前、针灸中、针灸后人迎、寸口、冲阳三脉的变化，了解机体阴阳盛衰及脏腑、经络虚实，从而指导针灸取穴及补泻，可明显提高疗效，做到针不虚发。

（二）全身阴阳气血的整体调整

在中医整体观念的指导下，根据病邪性质（如脉诸大者多气少血，小者血气皆少，滑者阳气胜、微有热，涩者多血少气、微有寒）、疾病部位（脏腑、经络、上下、左右）、病势深浅来指导针灸手法及补泻原则，并通过刺激特定经络、穴位，激发经气，达到调整全身气血的治疗目的。

（三）简便验廉，临床见效快

切脉针灸是一种简单的外治方法，具有简便、灵活、无痛、价廉的优势。

（四）不良反应少，患者易接受

切脉针灸可避免口服药对胃肠道和肝脏、肾脏等器官的影响，不良反应极少，且针刺根据脉象变化得气，不强调酸麻胀痛，扩大了适应证。

（五）动态观察疗效，克服针灸盲目性

根据症状及脉象辨证施针，可动态地观察针灸的临床疗效，对患者病情变化做到心中有数，还能解决针灸疲劳现象，大大提高治疗疑难杂症的疗效。

三、适应证

（1）支气管哮喘、冠心病、慢性鼻炎、高血压病等慢性病。

（2）失眠、月经不调、类风湿关节炎等疑难杂症。

（3）鼻咽癌、肝癌、肺癌、乳腺癌、胃癌、肠癌、脑癌等恶性肿瘤及其并发症。

（4）亚健康的干预调理。

四、禁忌证

（1）精神高度紧张、大怒、大惊、大恐、大醉、过劳、过饥、过渴、过饱者不宜针刺。

（2）年老体弱者针刺应采取卧位，取穴宜少，手法要轻。

（3）孕妇针刺刺激量要轻，腹部、腰骶部及能够引起子宫收缩的穴位（合谷穴、三阴交穴等）禁止针灸。

（4）患儿一般不留针，婴幼儿囟门、风府穴、哑门穴等不扎。

（5）有出血倾向疾病或有自发性出血的患者，不建议扎针。

（6）皮肤感染、溃疡、瘢痕或肿瘤部位禁止针刺。

（7）应掌握深度和角度，防止误伤重要脏器。

（8）急重病治疗，应根据情况采用综合治疗方法。

（9）禁灸一般情况与以上禁针的注意事项相同，但哑门穴、睛明穴、人迎穴，以及面部、心脏部及动脉浅表部均禁灸。

五、操作要点

（一）切脉辨证

患者仰卧位，分别取人迎脉、寸口脉、冲阳脉、太溪脉四部脉，两两对比脉搏大小以明确人体上下左右的阴阳虚实。

人迎脉即人迎穴位置，切脉应轻取，属足阳明胃经可候胃气，位于头颈阳气汇聚处，与寸口脉相比，人迎脉候上部阳气，即头面颈部乃至上焦的阳气盛衰，《灵枢·四时气第十九》载"气口候阴，人迎候阳"。

寸口脉即太渊穴位置，可候中焦及胸腹部脏腑经络阴血盛衰，同时其位于手太阴肺经，切脉针灸中对比人迎脉，着重候肺及上部阴血，亦可结合传统寸口脉法相互印证。

冲阳脉即冲阳穴位置，属胃经，主候胃气后天之本，位于足背，主候下焦及阳经经脉阳气盛衰。

太溪脉即太溪穴位置，属足少阴肾经为先天之本，反映下焦肝肾及阴经经脉阴血盛衰，也可候一身元气，与冲阳脉结合可判断患者先天、后天之本是否充足，判断疾病转归及治疗预后。

总之，"人迎候上阳，寸口候上阴，冲阳候下阳，太溪候下阴"，具体见图2.2。

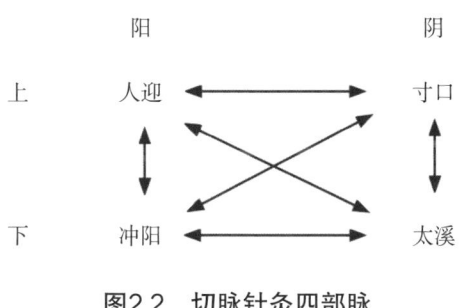

图2.2　切脉针灸四部脉

各部脉可两两比较。先辨阴阳，人迎脉强弱代表上阳盛衰，寸口脉强弱代表上阴盛衰，余脉以此类推。证型可衍生上阳盛、下阴虚（人迎脉强、太溪脉弱）、上下皆阴盛阳虚（人迎脉强、寸口脉弱、冲阳脉强、太溪脉弱）等证，以此类推。另有比较特殊的，即人迎脉强、寸口脉弱、冲阳脉弱、太溪脉强，则上部阳盛阴衰、下部阴盛阳衰，候上阳之人迎脉、候下阳之冲阳脉同属胃经，一强一弱是因中焦脾胃不运，此时先针腹部通利中焦，大气乃运再切脉观察变化，由头至足针刺补泻。

《灵枢·终始篇》云："人迎一盛，病在足少阳，一盛而躁，病在手少阳，人迎二盛，病在足太阳，二盛而躁，病在手太阳……脉口三盛，病在足太阴；三盛而躁，在手太阴。脉口四盛且大且数者，名曰溢阴。溢阴为内关，内关不通，死不治。人迎脉与太阴脉口俱盛四倍以上，名曰关格。关格者与之短期。"临证亦可相参辨证。单个脉之间可进行左右比较，如左右人迎脉比较：左侧较弱则反映上部左侧阳气较虚，右侧弱则反映右侧阳气较虚，以此类推。

切脉总结：大小辨阴阳，强弱辨虚实，迟数辨寒热，浮沉辨表里。

（二）辨证取穴

1. 扶正——调四部脉

调人迎脉 主穴是百会五穴及胃五穴。百会五穴即百会穴、四神聪穴；胃五穴由上、中、下脘和梁门穴组成。可配合靳三针中智三针、颞三针、脑三针，以及督脉穴位针刺。金补银泻，补虚泻实，余脉同此。

调寸口脉 主穴是太渊穴、内关穴、脐四针、胃五穴。可配合任脉相应穴位针刺。

调冲阳脉 主穴是足三里四穴、腹四穴。足三里四穴由足三里穴、阳陵泉穴、上巨虚穴、下巨虚穴组成；腹四穴由中脘穴、天枢穴、气海穴和关元穴组成。可配合督脉相应穴位针刺。

调太溪脉 主穴为阴陵泉三针、补肾四针、脐小四针。阴陵泉三针为阴陵泉穴、阴陵泉穴下1.5寸、阴陵泉穴下0.5寸贴胫骨边3个位置；补肾四针由三阴交穴、复溜穴、太溪穴、照海穴组成；脐小四针位于神阙穴上、下、左、右各0.5寸。可配合任脉相应穴位。

2．祛邪——特效穴组

肝部经验穴 常用季肋三针、肝神四针两组特效穴。季肋三针由章门穴、京门穴、带脉穴组成；肝神四针为单侧，右胸胁部肝部取穴，巨阙穴旁0.5寸，与章门穴两穴连线上，沿肋骨缘前正中线旁开2寸、4寸取穴，由内至外四穴落于肾、胃、脾、肝经上，同调四经。

心部经验穴 常用心五穴。由膻中穴、内关穴、乳根穴、膺窗穴及天池穴组成。另外巨阙穴、公孙穴亦可配合使用。

脾胃经验穴 常用胃五穴、腹四穴、脐四针、足三里四穴，具体参考扶正穴组。

肺部经验穴 常用尺泽三针及鱼际三针。尺泽三针为尺泽穴、尺泽穴上1寸、尺泽穴上1.5寸；鱼际三针为鱼际穴及鱼际穴上、下各1寸。

化瘤常用穴 常用化瘤七针。化瘤七针为脐小四针及丰隆三针（丰隆穴及其上、下各4寸）组成。

止痛常用穴 常用合谷三针。合谷三针由三间穴、合谷穴、灵骨穴组成。合用太冲穴开四关；虎口穴在手部拇指、食指间虎口处。

安眠常用穴 常用眠七针。眠七针由失眠四针（安眠穴、手神门穴、耳神门穴、三阴交穴）、照海穴、申脉穴、安眠Ⅱ穴（安眠穴与翳风穴中点）组成。

（三）常用针灸物品

1．针具

行补法时用的针具主要是1寸长（15毫米×0.38毫米）的金针

（表面镀18K金的不锈钢毫针），行泻法时用银针（直径0.38毫米，长度10~75毫米，表面镀银的不锈钢毫针）或不锈钢毫针。

2．灸具

用艾绒捻作上尖下圆的艾炷或用纸卷艾条。

（四）具体操作步骤

1．准备

让患者摆好合适的体位，对需要行针灸操作的腧穴进行定位，并准备好针灸用品。

2．消毒

医生清洁、抹干双手后，在手指上涂75%的酒精或免洗手消毒凝胶；再对需要行针灸治疗的腧穴，用安尔碘皮肤消毒剂或75%的酒精消毒。

3．进针

在切脉辨证所取的腧穴进针，拇指、食指持针，中指指腹抵住针身，中指指端紧靠穴位，拇指、食指用力，中指屈曲，将针刺入至所需深度。力争微痛或无痛刺入，同时需要注意根据不同的腧穴特点选择相应的针灸器具，还要注意确定针刺角度、方向和深度。

4．补泻

按照切脉针灸辨证取穴的原则，用金针或灸法在需要行补法操作的穴位上行手法操作，用银针或不锈钢毫针在需要行泻法或平补平泻的腧穴上行手法操作。

5．留针

按照具体治疗需要，选择相应留针时间。一般留针约30分钟。

6. 出针

出针前要稍捻转针柄，待针下轻松滑利时，右手拇指、食指持针柄，轻柔地将针拔出体外；出针后，用干棉签按压针孔片刻，以防出血，尤其是面部和头部等易出血的部位，应按压较长时间。

7. 整理物品

将针灸操作过程中使用过的棉签等物品放置在医用垃圾袋里，使用过的针具放在锐器盒里。将其他物品整理好后，结束操作。

六、注意事项

（1）避风寒，防止受风寒后引起感冒、面瘫等病症。

（2）如出汗较多，擦干汗水后，及时换干爽的衣服。

（3）饮食宜清淡，不吃生冷、油腻、难消化、辛辣、刺激性强的食物。

（4）治疗完需休息1小时左右，再进行其他活动。

（5）当天禁止做剧烈运动。

（6）针刺后2小时内，扎针部位保持清洁，防止感染。

（7）患者如有不适，及时与医生沟通。

<h1 style="text-align:center">第三节 | 火针疗法</h1>

一、概述

　　火针疗法是中医传统疗法之一，是选用特制的火针针具，针体经加热后迅速刺入人体相应的腧穴或部位以治疗疾病的一种古老而独特的治疗方法。火针疗法将针法和火灸法相结合，历经数千年的发展与沉淀，目前已经形成了一套相对系统的理论体系，广泛运用于皮肤科、外科、妇科、五官科及内科等疾病的治疗中。根据文献报道，火针疗效突出的疾病多达80余种，随着现代中西医研究的不断发展和深入，火针疗法的应用范围还将不断扩大。

二、火针疗法特点

（一）火针针具

　　随着材料性能的提高和工艺的完善，现代火针在结构、体积和适应证等方面都有了较大的发展，为了适应临床治疗需求，医家们从形状、质地、温度、磁性、导电性等方面进行改良，从而出现不同类型的火针。本书根据治疗作用简要介绍临床常用的几类火针。

1. 单头火针

　　单头火针多由耐高温的钨或者钨锰合金为材料制作而成，由针尾、针柄、针体、针尖四部分组成，其针尖较锋利但稍圆钝；针体即针尖与针柄间部分，大多长1~3寸，挺直坚硬不易断裂，尤其是烧红后不变软、不变形；针柄类型有木柄、金属丝缠绕的盘龙针柄或其他材料制成的针柄，隔热散热性能良好，利于持针和操作。单头火针根据针体的粗细可分为粗火针、中粗火针、细火针及毫火针四类。

粗火针 是针体直径大于1.1毫米的火针。粗火针是开门祛邪的重要工具之一。主要用于治疗囊性肿物、窦道及痈肿的烙洞引流等。

中粗火针 是针体直径为0.8毫米的火针。中粗火针是点刺法的主要针具，应用范围广泛，除面部及肌肉菲薄的部位外，其他各部均可施用中粗火针，包括四肢、躯干、所有的压痛点和病灶周围。

细火针 是直径为0.5毫米的火针。细火针主要用于面部、肌肉较薄的部位，或老人、儿童及体质虚弱的患者，以减轻疼痛，避免面部遗留瘢点等。

毫火针 是刘恩明对火针疗法所用针具的创新，是由特质的金属材料做成的针具，具有烧针不烫手，烧红针不软的特点。毫火针的针柄长度统一为32毫米，便于烧针。针体则长短粗细不一，直径介于0.25～0.35毫米之间，形同28号（直径0.38毫米）～33号（直径0.26毫米）的毫针，长度介于10～45毫米之间，形同4分～1.5寸长的毫针。毫火针可用于身体包括脸面等各个部位，在治疗头面部病症，如面瘫、面部抽搐、三叉神经痛及美容等方面，疗效甚好。

2. 多头火针

多头火针常用于治疗中等大小且高出皮肤0.5毫米以上的疣类、雀斑、老年斑、黏膜溃疡等。多头火针的特点是多位一体，多头并进，散刺一个面，不会刺深，可代中粗火针行散刺法。

3．平头火针和火锟针

此两种针具的特点是头部扁平或者钝圆，其中平头火针主要用治䏌肉、皮赘等；火锟针主要用于浅表溃疡、肛裂、浅表血管瘤、大面积浅表痣、老年斑、内痔、白癜风等的治疗。

4．勾火针

针身同细火针，距针尖8毫米处成角100°。适用于治疗䏌肉攀睛。勾火针的特点是可以烙烫与勾挑同时进行。

5．火铍针

火铍针主要用于外痔、皮肤赘生物、高凸的疣和瘤等。火铍针的特点是针体较大，尖端双刃，可割、切、灼、烙同时进行。

（二）火针疗法的作用

火针疗法借助"火"之力，集毫针激发经气、火气温阳散寒的功效于一体，具有温阳散寒、活血化瘀、清热解毒、引邪外达、消癥散结、生肌敛疮等作用。

三、适应证

火针疗法适应证广，可用于内科、外科、妇科、儿科、男科、皮肤科、骨伤科、眼科及五官科等多学科疾病。

四、禁忌证

火针疗法对人体经脉及穴位的刺激较强烈，应用得当则有助于疾病的治疗，应用不当弊大于利，不只徒伤皮肉，更可能为害。因此需严格把握火针疗法的禁忌，现列举如下。

（1）精神过度紧张、饥饿、劳累、大怒、醉酒的患者不宜施火针。

（2）高热患者、危重患者、糖尿病患者及孕妇慎用火针。

（3）较大血管、神经和重要组织器官周围慎用火针。

（4）颜面、颈项及手足不宜火针深刺。

（5）有自发性出血或损伤后出血不止等凝血功能障碍者禁用火针。

（6）皮肤有感染、溃疡、瘢痕或肿瘤部位慎用火针。

五、操作要点

（一）术前准备

1. 解释

火针针具较普通毫针粗，操作前需用明火加热针体，且火针疗法产生的痛感、不适感较明显，患者多有紧张、恐惧心理，因此在施术前，医者应保持平静随和，向患者做好解释，安抚情绪，坚定信心，缓解紧张，消除畏惧，并嘱患者在施术过程中尽量避免注视操作过程，以免加重恐惧心理。亦如《古今医统大全》所言："凡

火针疗法操作视频

行火针，必先安慰病患，令勿惊动。"

2．体位

根据刺烙部位及患者体质选择合适的操作体位，一般体位选择以医者操作方便及患者舒适为宜。常用的体位有仰卧位、侧卧位、俯卧位、背靠坐位、伏坐位等，对于老年、小儿或体弱者，宜采用卧位或靠坐位。

3．定位

施术前应对刺烙点进行定位，并加以标记，确保针刺的准确性。如刺烙部位为囊肿、脓肿、包块等，需固定肿物，以免施术过程中肿物移动而导致进针点偏移，伤及周围组织。

4．消毒

定位后需进行消毒，从刺烙点中心向四周做同心圆消毒2～3次，消毒范围应大于施术范围，消毒液可选用0.5%安尔碘皮肤消毒剂或先以2.5%碘酊消毒1次，再以75%酒精溶液同法脱碘。若刺烙部位为黏膜或溃疡，则宜用刺激性小的消毒液进行消毒，如安尔碘Ⅲ型皮肤消毒剂等。

（二）火针操作

1．烧针

烧针，即加热针体的过程，以左手手持点燃的酒精灯或95%酒精棉球于胸前，或尽量接近刺烙部位；右手拇指、食指、中指微屈夹持针柄，如执笔状；针尖置于火焰外焰进行烧灼，先加热针体，再加热针尖。针尖加热程度分白亮、通红、微红3种，根据治疗目的不同加热至所需热度后，迅速准确地进针。

2．进针

1）进针方法

进针方法按进针方式可分为点刺法、密刺法、围刺法、散刺法、烙熨法和割治法等，按出针的快慢可分为快针法、慢针法等。

点刺法　是最常用的火针刺法，是将火针烧到所需热度后迅速刺入选定施术部位后即刻出针的方法。点刺法多用于缓解疼痛及治疗脏腑疾患。

密刺法　是用火针密集地刺激病变局部且不留针的一种刺法。针刺间隔一般为1厘米左右，病情重者可相应地密针。针刺深度以针尖穿透皮肤病变组织，刚好接触到正常组织为宜。密刺法可在病变局部蕴积足够的热力，使气血流通，促进组织的再生和修复，多用于增生性及角化性皮肤病变，如神经性皮炎等。因此，针具的选择宜根据皮肤厚薄及角质层的硬度进行选择，皮肤厚硬处宜选用粗火针，反之亦然。

围刺法　是用火针围绕病变部位进行针刺的方法。一般选用中粗火针，针刺间隔以1～1.5厘米为宜。若局部伴红肿热痛者，可直接火针刺络放血。围刺法可改善局部血液循环，常用于治疗臁疮、带状疱疹疾病等。

散刺法　是以火针疏散地针刺病变部位的方法。一般选用细火针，针刺间隔约1.5厘米1针，针刺深度以浅刺为宜。散刺法可以疏通局部气血，具有除痹止痒、解痉止痛的功用，可用于治疗肢体麻木、拘挛及躯体痛痒等病症。

烙熨法　在施术部位表面轻而缓慢地烙熨，多用平头火针或锟针。可治疗色素痣、老年斑、白癜风等皮肤疾患，或者体积较小的疣及皮肤赘生物。施术过程针头与皮肤接触的面积较大，停留时间较长，痛感明显，必要时可以在局部麻醉下进行。

割治法　用火铍针或粗火针，烧针至所需热度，将火针刺入选定的囊腔低垂部，深度以穿透囊壁为度，出针时摇大针孔，出针后可按压囊肿，务令脓液、瘀血、水液等尽出。如治疗某些皮肤赘生物等，可将灯火放置于旁，用左手持镊子夹持皮赘或疣等，烧针后，灼烙割切皮赘根部，以截断为度，注意动作不要太快，以免出血，一般一针即止。如伤口有渗血，可用火锟针或平头火针烙熨止血。因割治疗法创伤相对较大，要防止术后感染。如赘生物较多，可分批分次治疗。

快针法　是快速进针至适合深度后迅速将针提出，整个过程只有1/10秒左右。根据进针的深度又可分为深速刺、浅点刺等，此法进针、出针速度快，往往还未达到形成痛阈的时间，操作已结束，所以疼痛很轻或无疼痛。操作结束后局部常有灼热感，有时还向远端放射。此法具有温阳散寒、激发经气、行气活血的作用。快针法是火针最常用的方法之一。

慢针法　又称深留刺，是快速将火针刺入一定深度后，留针一段时间再出针的方法。留针时间多在1~5分钟。在留针期间，可行捻转、提插等手法加强针感。此法针感除局部有灼热感外，常有酸麻胀感等。具有祛腐、化痰、软坚散结的作用，此法主要用于顽症痼疾、剧痛之疾，如顽固的三叉神经痛、坐骨神经痛、久泻滑痢、神经纤维瘤、风寒久痹、冷痛难愈的肩凝症、慢性盆腔炎、腰椎增生症、囊肿等疾病。

2）进针角度

进针角度多以垂直于施术部位进针。

3）进针深度

进针深度视针刺部位、病情性质、患者的体质情况及季节气候等多方面因素而定。一般而言，皮肤肌肉丰厚处可稍深刺，如四肢腕踝关节以上可针刺0.2～0.3寸；皮肤肌肉浅薄处宜浅刺，如头面部及井穴的针刺深度约0.05寸，腕踝关节周围及以下、胸胁部穴位常控制在0.1～0.2寸。行泻法时宜速刺；行补法时宜频频浅刺。年轻人、体质强壮者可稍深刺；老人、幼儿及体质瘦弱者宜浅刺。一般阿是穴、病变部位要深刺0.3～0.5寸；针刺压痛点时，医者觉手下沉紧时应停止进针；针刺脓肿时，针下出现空虚感则止。

3. 出针

火针出针后，即以碘伏棉球或酒精棉球用力按压针孔，快速且重按可减轻或消除痛感。出针后禁止揉按，以免刺激针孔或引起出血。若火针针刺后出血，不必止血，待自然停止后用干棉球擦拭即可。若以火针烙洞排脓或者割烙排脓者，务待脓汁出尽后包扎，必要时宜加压包扎。

六、注意事项

火针治疗后的注意事项与普通针刺疗法相类似，但因火针疗法所用针具特殊，刺激量较大，治疗过程中疼痛较为明显，患者易出现紧张、恐惧等情绪，故在操作过程及操作后容易出现一些特殊情况，现将对应的处理方法列举如下。

（一）晕针

发生针刺晕针现象，首先立即停止针刺，扶患者去枕平卧，头低脚高，松解衣带，同时注意保暖。可给患者喝温开水或糖开水，大多即可恢复。若不能缓解者，可加指按或针刺急救穴，如人中穴、内关穴、素髎穴、涌泉穴等，也可灸百会穴、关元穴、气海穴。

（二）滞针与弯针

1．滞针处理

因患者精神紧张，局部肌肉过度收缩所致者，可在滞针穴位附近运用循按法或弹柄法，或在滞针处附近以毫针加刺1针。

2．弯针处理

出现弯针后，不得再行提插、捻转等手法。若针柄轻微弯曲者，应慢慢将针起出。若弯曲角度过大，应轻微摇动针体，并顺着针柄倾斜的方向将针退出。若针体发生多个弯曲，应根据针柄的倾斜方向分段慢慢向外退出，切勿猛力外拔，以防造成断针。若因患者体位改变所致者，应嘱患者慢慢恢复到原来体位，局部肌肉放松后再将针缓慢起出。

（三）折针

出现折针时，交代患者不要恐惧，保持原体位。如皮肤尚露残端，可用镊子钳出，若残端与皮肤相平，折面仍可见，可用左手拇指、食指在针旁按压，使之下陷，使残端露出皮肤，右手持镊子轻巧拔出，如残端没入皮内，需视所在部位，采用外科手术切开寻取。

（四）出血

火针操作后出现出血，应注意和患者做好沟通解释，以免患者产生恐惧心理。如局部出现肿胀，应及时用棉球按压针孔周围10余分钟，不要揉动，其后可用95%酒精棉纱轻压外敷。12小时后肿胀部位可用热毛巾热敷。血脓已成，当时未散者，一般需1~2周方可消散吸收。

（五）针口感染

针后当天针孔可能发红，或针孔有小红点高出皮肤，甚或有些患者出现发痒情况，嘱患者不必担心，不要用指甲搔抓，当日不要洗澡，以防感染，忌食或少食辛发之物，宜食清淡，并注意休息，勿过劳。若出现针口感染，可用艾条温和灸或用火针局部针刺。亦可局部用四黄膏外敷，并可口服消炎药物。糖尿病患者皮肤的抵抗力降低，火针治疗前注意严格消毒，针刺深度亦要严格控制。

第四节 | 耳穴疗法

一、概述

耳穴是指分布在耳部的腧穴，也是人体各部分的生理、病理变化在耳郭上的反应点。耳穴疗法是指用一定方法刺激耳穴以达到防治疾病的一类方法，其治疗范围较广，操作方便，对疾病的诊断也有一定的参考意义。早在古代文献中便有关于针、灸、熨、按摩、耳道塞药、吹药等方法刺激耳郭以防治疾病和以望、触耳郭诊断疾病的论述。到了近代，众多国内外医家学者在前人研究的基础上又进行了大量的临床实践和实验研究，使耳穴疗法有了更大的发展，为了便于国际交流和研究，2013年世界针灸学会联合会发布了《耳穴名称与定位》的国际组织标准，本书耳穴的名称和定位以此方案为依据，具体内容参考"十三五"规划教材《针灸学（第3版）》。

二、耳穴疗法特点

（一）耳穴疗法的基本原理

1. 中医理论原理

1）耳穴与经络的联系

2 000多年以前的医学帛书《阴阳十一脉灸经》中就提到了"耳脉"，《黄帝内经》多处篇幅详细地阐述了耳与经脉、经别、经筋的关联，指出十二经脉都直接或间接上达于耳，奇经八脉中的阴跷脉、阳跷脉并入耳后，阳维脉循头入耳。故《灵枢·口问》曰："耳者，宗脉之所聚也。"《灵枢·邪气脏腑病形》亦云："十二经脉，三百六十五络，其血气皆上于面而走空窍，其精阳气上走于目而为睛，其别气走于耳而为听。"由此可知，耳与经络的密切联系是耳穴治疗的理论基础之一。

2）耳穴与脏腑的关系

耳与脏腑的生理、病理有着密切的联系。《灵枢·脉度》曰："肾气通于耳，肾和则耳能闻五音矣。"《难经·四十难》曰："肺主声，令耳闻声。"《证治准绳·杂病》曰："肾为耳窍之主，心为耳窍之客。"《厘正按摩要术》进一步提出了耳背与五脏的关系，指出"耳珠属肾，耳轮属脾，耳上轮属心，耳皮肉属肺，耳背玉楼属肝"。由此可知，耳与脏腑在生理上是息息相关的，在病理上是不可分割的。因此，当脏腑各器官有病时，在耳郭上与该脏腑相联系的部位就会产生反应，如《灵枢·本脏》曰："黑色小理者肾小……耳薄不坚者肾脆。"通过一定方法刺激耳穴则可调节脏腑和器官的功能活动，达到治疗脏腑疾病的目的。

2．现代医学原理

现代学者主要从神经体液学说及生物全息学说两方面对耳穴疗法的原理展开研究。神经体液学说认为耳郭上丰富的神经分布与中枢神经系统密切相关，当刺激耳穴上的各种感受器时，各种感觉冲动就会传递到中枢神经系统，通过中枢的整合作用来调节内脏和躯干四肢的各种活动，从而达到防治疾病的目的。此外，在刺激耳郭神经末梢的同时，可明显改变体内部分神经递质、各类免疫球蛋白和激素等的水平，从而达到提高机体痛阈，激发机体内非特异性防御反应，增强机体免疫力等目的。生物全息学说认为耳郭这个独立部分是人体整体的缩影，耳郭包含了人体各部分的信息，耳穴就是人体各部分在耳郭上的反应点。因此，通过刺激耳穴即可调节人体各个部分的功能状态而起到治病的目的。

（二）耳郭表面解剖

耳郭可分为耳郭正面、耳郭背面和耳根3个部分，其体表解剖名称及位置如图2.3、表2.1。

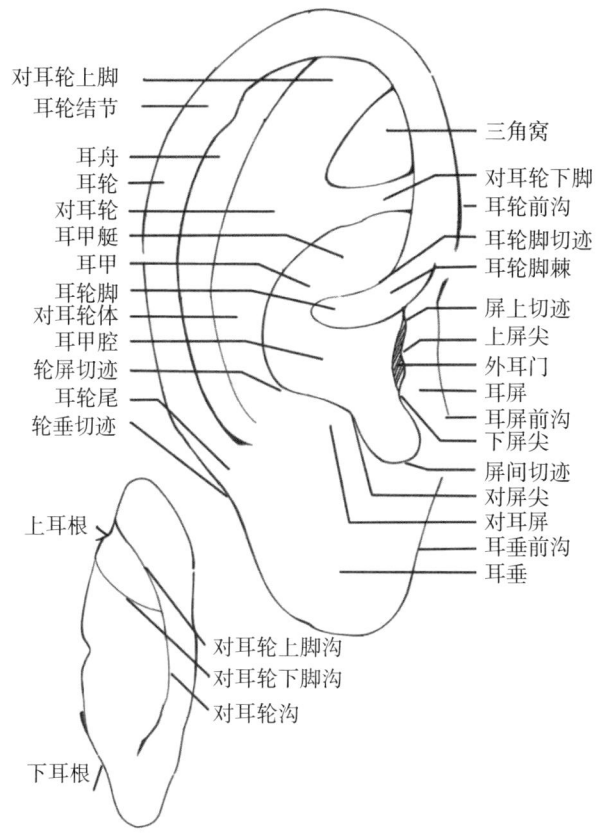

图2.3　耳郭解剖名称示意图

表2.1　耳郭体表解剖名称及位置

解剖名	解剖位置
耳轮	耳郭外侧边缘的卷曲部分
耳轮脚	耳轮深入耳甲的部分
耳轮脚棘	耳轮脚和耳轮之间的隆起
耳轮脚切迹	耳轮脚棘前方的凹陷处
耳轮结节	耳轮外上方的膨大部分
耳轮尾	耳轮向下移行于耳垂的部分
轮垂切迹	耳轮和耳垂后缘之间的凹陷处
对耳轮	与耳轮相对呈"Y"字形的隆起部，由对耳轮体、对耳轮上脚和对耳轮下脚三部分组成
对耳轮体	对耳轮下部呈上下走向的主体部分
对耳轮上脚	对耳轮向上分支的部分
对耳轮下脚	对耳轮向前分支的部分
三角窝	对耳轮上脚、下脚与相应耳轮之间的三角形凹窝
耳舟	耳轮与对耳轮之间的凹沟
上屏尖	耳屏游离缘上隆起部
下屏尖	耳屏游离缘下隆起部
耳屏	耳郭前方呈瓣状的隆起
屏上切迹	耳屏与耳轮之间的凹陷处
对耳屏	耳垂上方、与耳屏相对的瓣状隆起
对屏尖	对耳屏游离缘隆起的顶端
屏间切迹	耳屏和对耳屏之间的凹陷处
轮屏切迹	对耳轮与对耳屏之间的凹陷处
耳垂	耳郭下部无软骨的部分
耳甲	部分耳轮和对耳轮、对耳屏、耳屏及外耳门之间的凹窝，由耳甲艇及耳甲腔组成
耳甲艇	耳轮脚以上的耳甲部
耳甲腔	耳轮脚以下的耳甲部
外耳门	耳甲腔前方的孔窍
上耳根	耳郭与头部相连的最上处
下耳根	耳郭与头部相连的最下处

（三）耳穴的定位和主治

耳穴共93个，耳穴定位见图2.4。

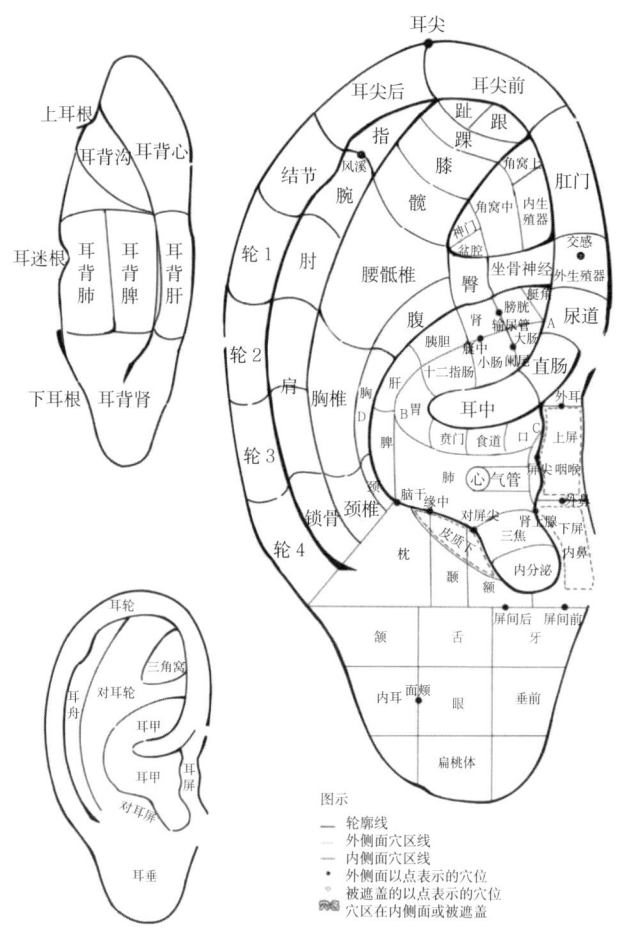

图2.4 耳穴定位示意图

1. 耳轮穴位

将耳轮分为12个区。耳轮脚为耳轮1区。耳轮脚切迹到对耳轮下脚上缘之间的耳轮分为3等份，自下而上依次为耳轮2区、3区、4

区；对耳轮下脚上缘到对耳轮上脚前缘之间的耳轮为耳轮5区；对耳轮上脚前缘到耳尖之间的耳轮为耳轮6区；耳尖到耳轮结节上缘为耳轮7区；耳轮结节上缘到耳轮结节下缘为耳轮8区。耳轮结节下缘到轮垂切迹之间的耳轮分为4等份，自上而下依次为耳轮9区、10区、11区和12区。耳轮的穴名、定位及主治见表2.2。

表2.2　耳轮穴位定位及主治

穴名	定位	主治
耳中	在耳轮脚上，即耳轮1区	呃逆、荨麻疹、皮肤瘙痒、小儿遗尿、咯血、出血性疾病
直肠	在耳轮脚棘前上方的耳轮处，即耳轮2区	便秘、腹泻、脱肛、里急后重、痔疮
尿道	在直肠上方的耳轮处，即耳轮3区	尿频、尿急、尿痛、尿潴留
外生殖器	在对耳轮下脚前方的耳轮处，即耳轮4区	睾丸炎、附睾炎、外阴瘙痒
肛门	在三角窝前方的耳轮处，即耳轮5区	痔疮、肛裂
耳尖前	在耳郭向前对折上部尖端的前部，即耳轮6区	发热、感冒、头痛、痔疮、肛裂、急性结膜炎、睑腺炎
耳尖	在耳郭向前对折的上部尖端处，即耳轮6区、7区交界处	发热、高血压、急性结膜炎、睑腺炎、牙痛、失眠
耳尖后	在耳郭向前对折上部尖端的后部，即耳轮7区	发热、扁桃体炎、高血压、急性结膜炎、上呼吸道感染
结节	在耳轮结节处，即耳轮8区	头晕、头痛、高血压
轮1	在耳轮结节下方的耳轮处，即耳轮9区	发热、扁桃体炎、上呼吸道感染
轮2	在轮1下方的耳轮处，即耳轮10区	发热、扁桃体炎、上呼吸道感染
轮3	在轮2下方的耳轮处，即耳轮11区	发热、扁桃体炎、上呼吸道感染
轮4	在轮3下方的耳轮处，即耳轮12区	发热、扁桃体炎、上呼吸道感染

2．耳舟穴位

耳舟分为6个区。将耳舟分为6等份，自上而下依次为耳舟1区、2区、3区、4区、5区、6区。耳舟的穴名、定位及主治见表2.3。

表2.3　耳舟穴位定位及主治

穴名	定位	主治
指	在耳舟上方处，即耳舟1区	甲沟炎、手指麻木和疼痛
腕	在指区的下方处，即耳舟2区	腕部疼痛
风溪	在耳轮结节前方，指区与腕区之间，即耳舟1区、2区交界处	荨麻疹、皮肤瘙痒症、过敏性鼻炎、哮喘
肘	在腕区的下方处，即耳舟3区	肱骨外上髁炎、肘部疼痛
肩	在肘区的下方处，即耳舟4区、5区	肩关节周围炎、肩部疼痛
锁骨	在肩区的下方处，即耳舟6区	肩关节周围炎

3．对耳轮穴位

对耳轮分为13个区。对耳轮上脚分为上、中、下3等份，下1/3为对耳轮5区，中1/3为对耳轮4区；上1/3又分为上、下2等份，下1/2为对耳轮3区；再将上1/2分为前、后2等份，后1/2为对耳轮2区，前1/2为对耳轮1区。对耳轮下脚分为前、中、后3等份，中前2/3为对耳轮6区，中后1/3为对耳轮7区。对耳轮体从对耳轮上脚、下脚分叉处至轮屏切迹分为5等份，再沿对耳轮耳甲缘将对耳轮体分为前1/4和后3/4两部分，前上2/5为对耳轮8区，后上2/5为对耳轮9区，前中2/5为对耳轮10区，后中2/5为对耳轮11区，前下1/5为对耳轮12区，后下1/5为对耳轮13区。对耳轮的穴名、定位及主治见表2.4。

表2.4　对耳轮穴位定位及主治

穴名	定位	主治
跟	在对耳轮上脚前上部，即对耳轮1区	足跟痛
趾	在耳尖下方的对耳轮上脚后上部，即对耳轮2区	甲沟炎、趾部疼痛
踝	在趾、跟区下方处，即对耳轮3区	踝关节扭伤
膝	在对耳轮上脚中1/3处，即对耳轮4区	膝关节疼痛、坐骨神经痛
髋	在对耳轮上脚的下1/3处，即对耳轮5区	髋关节疼痛、坐骨神经痛、腰骶部疼痛
坐骨神经	在对耳轮下脚的前2/3处，即对耳轮6区	坐骨神经痛、下肢瘫痪
交感	在对耳轮下脚前端与耳轮内缘交界处，即对耳轮6区前端	胃肠痉挛、心绞痛、胆绞痛、输尿管结石、自主神经功能紊乱
臀	在对耳轮下脚的后1/3处，即对耳轮7区	坐骨神经痛、臀筋膜炎
腹	在对耳轮体前部上2/5处，即对耳轮8区	腹痛、腹胀、腹泻、急性腰扭伤、痛经、产后宫缩痛
腰骶椎	在腹区后方，即对耳轮9区	腰骶部疼痛
胸	在对耳轮体前部中2/5处，即对耳轮10区	胸胁疼痛、肋间神经痛、胸闷、乳腺炎
胸椎	在胸区后方，即对耳轮11区	胸痛、经前乳房胀痛、乳腺炎、产后泌乳不足
颈	在对耳轮体前部下1/5处，即对耳轮12区	落枕、颈椎疼痛
颈椎	在颈区后方，即对耳轮13区	落枕、颈椎综合征

4. 三角窝穴位

三角窝分为5个区。将三角窝由耳轮内缘至对耳轮上脚、下脚分叉处分为前、中、后3等份，中1/3为三角窝3区；将前1/3分为上、中、下3等份，上1/3为三角窝1区，中下2/3为三角窝2区；再将后1/3分为上、下2等份，上1/2为三角窝4区，下1/2为三角窝5区。三角窝的穴名、定位及主治见表2.5。

表2.5　三角窝穴位定位及主治

穴名	定位	主治
角窝上	在三角窝前1/3的上部，即三角窝1区	高血压
内生殖器	在三角窝前1/3的下部，即三角窝2区	痛经、月经不调、白带过多、功能失调性子宫出血、阳痿、遗精、早泄
角窝中	在三角窝中1/3处，即三角窝3区	哮喘
神门	在三角窝后1/3的上部，即三角窝4区	失眠、多梦、戒断综合征、癫病、高血压、神经衰弱
盆腔	在三角窝后1/3的下部，即三角窝5区	盆腔炎、附件炎

5. 耳屏穴位

耳屏分为4个区。耳屏外侧面分为上、下2等份，上部为耳屏1区，下部为耳屏2区；将耳屏内侧面分为上、下2等份，上部为耳屏3区，下部为耳屏4区。耳屏的穴名、定位及主治见表2.6。

表2.6　耳屏穴位定位及主治

穴名	定位	主治
上屏	在耳屏外侧面上1/2处，即耳屏1区	咽炎、鼻炎
下屏	在耳屏外侧面下1/2处，即耳屏2区	鼻炎、鼻塞
外耳	在屏上切迹前方近耳轮部，即耳屏1区上缘处	外耳道炎、中耳炎、耳鸣

（续表）

穴名	定位	主治
屏尖	在耳屏游离缘上部尖端，即耳屏1区后缘处	发热、牙痛、斜视
外鼻	在耳屏外侧面中部，即耳屏1区、2区之间	鼻前庭炎、鼻炎
肾上腺	在耳屏游离缘下部尖端，即耳屏2区后缘处	低血压、风湿性关节炎、腮腺炎、链霉素中毒、眩晕、哮喘、休克
咽喉	在耳屏内侧面上1/2处，即耳屏3区	声音嘶哑、咽炎、扁桃体炎、失语、哮喘
内鼻	在耳屏内侧面下1/2处，即耳屏4区	鼻炎、上颌窦炎、鼻衄
屏间前	在屏间切迹前方耳屏最下部，即耳屏2区下缘处	咽炎、口腔炎

6．对耳屏穴位

对耳屏分为4个区。由对屏尖及对屏尖至轮屏切迹连线之中点，分别向耳垂上线作两条垂线，将对耳屏外侧面及其后部分成前、中、后3区，前为对耳屏1区，中为对耳屏2区，后为对耳屏3区。对耳屏内侧面为对耳屏4区。对耳屏的穴名、定位及主治见表2.7。

表2.7　对耳屏穴位定位及主治

穴名	定位	主治
额	在对耳屏外侧面的前部，即对耳屏1区	前额痛、偏头痛、头晕、失眠、多梦
屏间后	在屏间切迹后方对耳屏前下部，即对耳屏1区下缘处	额窦炎
颞	在对耳屏外侧面的中部，即对耳屏2区	偏头痛、头晕

（续表）

穴名	定位	主治
枕	在对耳屏外侧面的后部，即对耳屏3区	头晕、头痛、癫痫、哮喘、神经衰弱
皮质下	在对耳屏内侧面，即对耳屏4区	痛证、间日疟、神经衰弱、假性近视、失眠
对屏尖	在对耳屏游离缘的尖端，即对耳屏1区、2区、4区交点处	哮喘、腮腺炎、睾丸炎、附睾炎、神经性皮炎
缘中	在对耳屏游离缘上，对屏尖与轮屏切迹之中点处，即对耳屏2区、3区、4区交点处	遗尿、内耳性眩晕、尿崩症、功能失调性、子宫出血
脑干	在轮屏切迹处，即对耳屏3区、4区之间	眩晕、后头痛、假性近视

7．耳甲穴位

将耳甲用标志点、线分为18个区。在耳轮的内缘上，设耳轮脚切迹至对耳轮下脚间中上1/3交界处为A点；在耳甲内，由耳轮脚消失处向后作一水平线与对耳轮耳甲缘相交，设交点为D点；设耳轮脚消失处至D点连线的中后1/3交界处为B点；设外耳道口后缘上1/4与下3/4交界处为C点。从A点向B点作一条与对耳轮耳甲艇缘弧度大体相仿的曲线；从B点向C点作一条与耳轮脚下缘弧度大体相仿的曲线。将BC线前段与耳轮脚下缘间分成3等份，前1/3为耳甲1区，中1/3为耳甲2区，后1/3为耳甲3区。ABC线前方，耳轮脚消失处为耳甲4区。将AB线前段与耳轮脚上缘及部分耳轮内缘间分成3等份，后1/3为5区，中1/3为6区，前1/3为7区。将对耳轮下脚下缘前1/3交界处与A点连线，该线前方的耳甲艇部为耳甲8区。将AB线前段与对耳轮下脚下缘间耳甲8区以后的部分，分为前、后2等份，前1/2为耳甲9区，后1/2为耳甲10区。在AB线后段上方的耳甲

艇部，将耳甲10区后缘与BD线之间分成上、下2等份，上1/2为耳甲
11区，下1/2为耳甲12区。由轮屏切迹至B点作连线，该线后方、BD
线下方的耳甲腔部为耳甲13区。以耳甲腔中央为圆心，圆心与BC
线间距离的1/2为半径作圆，该圆形区域为耳甲15区。过15区最高
点及最低点分别向外耳门后壁作两条切线，切线间为耳甲16区。15
区、16区周围为耳甲14区。将外耳门的最低点与对耳屏耳甲缘中点
相连，再将该线以下的耳甲腔部分为上、下2等份，上1/2为耳甲17
区，下1/2为耳甲18区。耳甲的穴名、定位及主治见表2.8。

表2.8 耳甲穴位定位及主治

穴名	定位	主治
口	在耳轮脚下方前1/3处，即耳甲1区	面瘫、口腔炎、胆囊炎、胆石症、戒断综合征、牙周炎、舌炎
食道	在耳轮脚下方中1/3处，即耳甲2区	食管炎、食管痉挛
贲门	在耳轮脚下方后1/3处，即耳甲3区	贲门痉挛、神经性呕吐
胃	在耳轮脚消失处，即耳甲4区	胃痉挛、胃炎、胃溃疡、消化不良、恶心呕吐、前额痛、牙痛、失眠
十二指肠	在耳轮脚及部分耳轮与AB线之间的后1/3处，即耳甲5区	十二指肠溃疡、胆囊炎、胆石症、幽门痉挛、腹胀、腹泻、腹痛
小肠	在耳轮脚及部分耳轮与AB线之间的中1/3处，即耳甲6区	消化不良、腹痛、腹胀、心动过速
大肠	在耳轮脚及部分耳轮与AB线之间的前1/3处，即耳甲7区	腹泻、便秘、咳嗽、牙痛、痤疮
阑尾	在小肠区与大肠区之间，即耳甲6区、7区交界处	单纯性阑尾炎、腹泻

（续表）

穴名	定位	主治
艇角	在对耳轮下脚下方前部，即耳甲8区	前列腺炎、尿道炎
膀胱	在对耳轮下脚下方中部，即耳甲9区	膀胱炎、遗尿、尿潴留、腰痛、坐骨神经痛、后头痛
肾	在对耳轮下脚下方后部，即耳甲10区	腰痛、耳鸣、神经衰弱、肾盂肾炎、遗尿、遗精、阳痿、早泄、哮喘、月经不调
输尿管	在肾区与膀胱区之间，即耳甲9区、10区交界处	输尿管结石绞痛
胰胆	在耳甲艇的后上部，即耳甲11区	胆囊炎、胆石症、胆道蛔虫病、偏头痛、带状疱疹、中耳炎、耳鸣、急性胰腺炎
肝	在耳甲艇的后下部，即耳甲12区	胁痛、眩晕、经前期紧张症、月经不调、更年期综合征、高血压、近视、单纯性青光眼
艇中	在小肠区与肾区之间，即耳甲6区、10区交界处	腹痛、腹胀、胆道蛔虫病
脾	在BD线下方，耳甲腔的后上部，即耳甲13区	腹胀、腹泻、便秘、食欲不振、功能失调性子宫出血、白带过多、内耳性眩晕
心	在耳甲腔正中凹陷处，即耳甲15区	心动过速、心律不齐、心绞痛、无脉症、神经衰弱、癔症、口舌生疮
气管	在心区与外耳门之间，即耳甲16区	哮喘、支气管炎
肺	在心、气管区周围处，即耳甲14区	咳嗽、胸闷、声音嘶哑、皮肤瘙痒症、荨麻疹、便秘、戒断综合征
三焦	在外耳门后下，肺与内分泌区之间，即耳甲17区	便秘、腹胀、上肢外侧疼痛、水肿、耳鸣、耳聋、糖尿病

（续表）

穴名	定位	主治
内分泌	在屏间切迹内，耳甲腔的底部，即耳甲18区	痛经、月经不调、更年期综合征、痤疮、间日疟、甲状腺功能减退或亢进症

8．耳垂穴位

耳垂分为9个区。在耳垂上线（经屏间切迹与轮垂切迹所作的直线）至耳垂下缘最低点之间作两条等距离平行线，于上平行线上引两条垂直等分线，将耳垂分为9个区。上部由前到后依次为耳垂1区、2区、3区；中部由前到后依次为耳垂4区、5区、6区；下部由前到后依次为耳垂7区、8区、9区。耳垂的穴名、定位及主治见表2.9。

表2.9　耳垂穴位定位及主治

穴名	定位	主治
牙	在耳垂正面前上部，即耳垂1区	牙痛、牙周炎、低血压
舌	在耳垂正面中上部，即耳垂2区	舌炎、口腔炎
颌	在耳垂正面后上部，即耳垂3区	牙痛、颞颌关节紊乱症
垂前	在耳垂正面前中部，即耳垂4区	神经衰弱、牙痛
眼	在耳垂正面中央部，即耳垂5区	急性结膜炎、电光性眼炎、假性近视、睑腺炎
内耳	在耳垂正面后中部，即耳垂6区	内耳性眩晕症、耳鸣、听力减退、中耳炎
面颊	在耳垂正面眼区与内耳区之间，即耳垂5区、6区交界处	周围性面瘫、三叉神经痛、痤疮、扁平疣、面肌痉挛、腮腺炎
扁桃体	在耳垂正面下部，即耳垂7区、8区、9区	扁桃体炎、咽炎

9．耳背穴位

耳背分为5个区。分别过对耳轮上脚、下脚分叉处耳背对应点和轮屏切迹耳背对应点作两条水平线，将耳背分为上、中、下3部，上部为耳背1区，下部为耳背5区，再将中部分为内、中、外3等份，内1/3为耳背2区，中1/3为耳背3区，外1/3为耳背4区。耳背的穴名、定位及主治见表2.10。

表2.10　耳背穴位定位及主治

穴名	定位	主治
耳背心	在耳背上部，即耳背1区	心悸、失眠、多梦
耳背肺	在耳背中内部，即耳背2区	哮喘、皮肤瘙痒症
耳背脾	在耳背中央部，即耳背3区	胃痛、消化不良、食欲不振
耳背肝	在耳背中外部，即耳背4区	胆囊炎、胆石症、胁痛
耳背肾	在耳背下部，即耳背5区	头痛、头晕、神经衰弱
耳背沟	在对耳轮沟和对耳轮上脚、下脚沟处	高血压、皮肤瘙痒症

10．耳根穴位

耳根的穴名、定位及主治见表2.11。

表2.11　耳根穴位定位及主治

穴名	定位	主治
上耳根	在耳郭与头部相连的最上处	鼻衄
耳迷根	在耳轮脚沟的耳根处	胆囊炎、胆石症、胆道蛔虫病、腹痛、腹泻、鼻塞、心动过速
下耳根	在耳郭与头部相连的最下处	低血压、下肢瘫痪、小儿麻痹后遗症

（四）耳穴取穴原则

1．按相应部位选穴

按相应部位选穴即选用与病变部位相对应的耳穴。当机体某个器官、某个脏腑、某个肢体部位患病时，在耳郭的相应部位上会出现阳性反应点，如低电阻、疼痛、变色、变形等。相应部位取穴是耳穴疗法中最简易、最基本的方法。如眼病取眼穴，胃病取胃穴，痤疮取面颊穴等。

2．按脏腑辨证选穴

根据脏腑理论，按各脏腑的生理功能和病理反应辨证取穴。如皮肤病，按"肺主皮毛"的理论，可取肺穴；失眠，按"心主神明"的理论，可取心穴，以宁心安神等。

3．按经络辨证选穴

根据十二经脉循行和其病候取穴。如偏头痛，其部位在胆经循行部位，故取胆穴治疗；齿痛、手阳明大肠经"入上齿"中，足阳明胃经"入下齿"中，故取大肠穴、胃穴等。

4．按现代医学理论选穴

耳穴中一些穴名是根据现代医学理论命名的，如交感、肾上腺、内分泌等。这些穴位的功能基本与西医理论一致，选穴可以从现代医学理论出发，从疾病的发生、发展多种因素去考虑分析。如妇科月经病主要与内分泌系统的功能失调有关，因此，在取穴时选用内分泌穴；又如消化性溃疡，其发病原因与大脑皮质功能紊乱有关，从而影响自主神经功能和内分泌功能，所以，在治疗取穴时不但可取胃穴、十二指肠穴，还可取皮质下穴、交感穴、内分泌穴等，以调整其皮质和内脏功能。

5．按穴位功能取穴

耳穴各有其功能主治，可根据穴位功能取穴。如神门穴是止痛要穴，疼痛疾病均可取用；耳尖穴放血具有退热、降压、消炎、抗过敏等功效，故发热、高血压、过敏性疾病都可采用耳尖放血。

6．按临床经验选穴

临床实践发现有些耳穴具有治疗本部位以外疾病的作用，如耳中穴可用于治疗膈肌痉挛、血液病和皮肤病；胃穴除用于消化系统疾病外，还可用于神经系统疾病；外生殖器穴可以治疗腰腿痛。

三、适应证

耳穴疗法适应证众多，广泛应用于内科、外科、妇科、儿科、骨科、皮肤科、五官科等，如各种疼痛性疾病、炎症性疾病、过敏及变态反应性疾病、功能紊乱性疾病、内分泌代谢性疾病、传染性疾病及各种慢性疾病。此外，尚有催产、催乳、戒烟、解酒、解毒等作用，可治疗食物中毒，预防和治疗输血输液反应、感冒、晕车、晕船等，还有延缓衰老、减肥美容、防病保健等作用。

四、禁忌证

（1）严重心脏病患者及肝、肾功能衰竭者不宜使用，更不宜采用强刺激，如电针放血等。

（2）凝血功能障碍、出血性疾病及重度贫血者，不宜针刺或放血，但可耳穴贴压治疗。

（3）妊娠40天～3个月者不宜针刺，5个月后需要治疗者，可轻刺激，不宜针刺子宫、腹、卵巢、内分泌等耳穴，有习惯性流产者禁用耳穴治疗。

（4）外耳患有疾病如溃疡、湿疹、冻疮破溃时，暂不宜针刺。待治愈后再刺激耳穴治疗其他病变。

（5）不合作的精神病患者禁用。

五、操作要点

耳穴疗法所使用的刺激方法较多，目前临床常用的方法主要有以下几种。

（一）耳穴毫针法

耳穴毫针法是运用毫针刺激耳穴的治疗方法。凡适用于耳穴治疗的疾病均可应用。

1．选穴和消毒

根据病情选择拟针刺耳穴（包括用探棒或耳穴探测仪所测得的敏感点）。针刺前必须以碘伏或75%酒精严格消毒耳郭，消毒顺序由内到外，由上到下，尤其注意三角窝、耳甲腔、耳孔周围等部位的消毒。

2．体位和进针

患者一般采用坐位，如年老体弱、病重或精神紧张者宜采用卧位。针具选用26～30号0.3～0.5寸的一次性针灸针。进针时，医者押手拇指、食指二指固定耳郭，中指托着针刺部位的耳背，刺手拇指、食指二指持针，在选定耳穴或敏感点处进针，进针方法主要分两种。

捻入法 一边缓慢捻转，一边稍用力下压，使针随捻转刺入穴内。

插入法 快速插入耳穴中。

3．针刺深度

针刺深度应视患者耳郭局部的厚薄、穴位的位置而灵活掌握，一般刺入皮肤2～3分即可到达软骨。针以能直立而不摇摆为宜，不可穿破耳郭背面皮肤。

4．针刺方向

同普通体针的针刺方向，分为：

直刺法　适用于三角窝、耳甲和耳甲腔等处穴位。

斜刺法　适用于对耳轮、对耳屏内侧、屏间切迹等处穴位。

平刺法　适用于耳舟、耳垂或透穴（一针透数穴）。

5．针刺强度

强刺激法　常用于体质强壮患者的急性病、实证、瘀证、疼痛等诸病，此法为泻法。

轻刺激法　用于体质较差患者的慢性病、虚证，此法为补法。

中度刺激法　又称平补平泻，是常用的刺激法。

6．针刺手法

单刺法　刺入敏感点后，不需运用手法仅留针，适用于年迈体弱、久病及儿童患者。

捻转法　刺入耳穴后，在该处再运用中度刺激法，顺时针方向小幅度来回捻转，持续刺激20～30秒，常用于一般慢性病。

提插法　刺入耳郭后，用力将毫针垂直地上下提插10～20秒，此法用于急性病和痛证。

7．留针及出针

婴幼儿不留针，普通人群留针时间一般为30～60分钟，慢性及疼痛疾病留针时间可延长。留针期间，每隔10分钟应捻转针柄1次，以加强刺激，提高疗效。出针方法有两种：

捻出法　刺手持针柄，边捻转边将针退出。

抽出法　刺手持针柄，不加捻转，快速抽出。出针后用75%酒精棉球按揉针孔，以防感染。若出针后出血，用干棉球压迫片刻即可。

8. 疗程

每日或间隔1日治疗1次，6～10次为1个疗程，疗程间隔3～5日。急性病程双耳同时针刺；慢性病程单耳针刺，两耳交替使用。

（二）耳穴埋针法

耳穴埋针法是将揿钉型皮内针埋入耳穴以防治疾病的方法，主要用于慢性疾病和疼痛性疾病，其刺激持续时间长，有巩固疗效和防止复发的作用。

操作时，耳穴常规消毒后，医者押手固定耳郭，刺手用镊子或止血钳夹住揿钉型皮内针针柄，轻轻将其刺入所选耳穴，一般刺入针体的2/3，再用医用胶布固定并适度按压。一般选用患侧耳郭，必要时双耳同时埋针。每次留针1～3日，留针期间嘱患者每日自行按压3次。起针时应再次消毒埋针部位。

（三）耳穴压丸法

耳穴压丸法是使用丸状物贴压耳穴以防治疾病的方法。目前压丸材料多选用王不留行籽及磁珠，并用医用胶布进行固定。此法能持续刺激穴位，疼痛轻微，无不良反应，是目前最常用的方法。凡适合耳针治疗的疾病均可使用。临床常用于老人、儿童及各种慢性疾病。

操作时，耳郭常规消毒，医者一手固定耳郭，另一手用镊子夹取耳穴压丸贴片，贴压耳穴，押手拇指、食指在压丸局部从耳背和耳面同时施压，力量逐渐增大，直至局部酸胀、疼痛灼热为度。

每次留置3~5天，根据病情嘱患者每日自行按压数次。刺激强度视患者情况而定，一般儿童、孕妇、年老体弱、神经衰弱者用轻刺激法，急性疼痛性病证宜用强刺激法。

（四）耳穴刺血法

耳穴刺血法是用针具点刺耳穴出血以防治疾病的方法。本法具有疏通经络、祛瘀生新、泻火止痛、行气活血、清热解毒等作用，适用于头面部炎性疾病及各种疼痛、高热抽搐、头昏目眩、大便秘结等病症。

刺血前应按摩耳郭使针刺部位充血，常规消毒。操作时医者押手固定耳郭，刺手持针点刺耳穴，挤压使之适量出血。施术后用无菌干棉球或棉签压迫止血，止血后再次消毒刺血处。

（五）耳穴穴位注射法

耳穴穴位注射是将微量药物注入耳穴的治疗方法。凡是适合耳针治疗的均可选用本法。

操作一般使用1毫升注射器和26号注射针头，依病情选用相应的药物和耳穴。选准穴位后常规消毒，操作时押手固定耳郭，刺手持注射器刺入耳穴皮内或皮下与软骨之间，针头斜面向下缓慢推注药物，按组织松弛情况酌量注入0.1~0.3毫升，局部呈丘疹或黄豆大隆起，耳郭可有痛、胀、红、热等反应。注射完毕后，针眼处可能有渗血或药液外溢，应用无菌干棉球轻轻压迫，让药液自然吸收，不宜重按或按摩。

（六）耳穴按摩法

耳穴按摩法是在耳郭不同部位进行按摩、提捏的治疗方法，从而达到刺激耳穴以防治疾病的作用。该法有通经活络、激发经气之效，具有一定的保健作用。可作为头痛、神经衰弱、高血压等疾病的辅助治疗。

耳穴按摩法根据按摩部位不同分为耳郭、耳郭穴位、耳穴分区3种按摩方法。

1. 耳郭按摩法

全耳按摩　双手掌心摩擦发热后，按摩耳郭腹背两面，待双耳充血发热后完毕。

手摩耳轮　双手握空拳，以拇指、食指两指点沿着外耳轮上下来回按摩直至耳轮充血发热即可。

提拉耳垂　双手自行提捏耳垂，手法由轻到重。

2. 耳郭穴位按摩法

点按法　采用压痛棒点按与疾病有关的穴位，或用指尖对准穴位点进行点按，压力由轻而重，以局部有胀热痛为宜。

指按法　右手拇指对准耳前穴位点。食指对准耳后与耳前相对应的穴位点进行掐按，由轻到重。

揉按法　在穴位区点处用压痛棒或食指尖对准相应耳穴以顺时针方向揉按，压力由轻到重，以局部有热胀感、舒适感为宜。

3. 耳穴分区按摩法

耳屏按摩　用两手指指腹在耳屏外侧面及内侧面，以上下顺序揉按各20次。

对耳屏按摩　用两手食指、中指指腹提捏对耳屏，顺其走行方向由前下方向外上方来回按摩。

三角窝按摩　用两手食指指尖在三角窝按揉数次。

耳甲艇按摩　用两手食指尖或中指尖在耳甲艇区从内向外，再从外向内按摩数次。

耳甲腔按摩　用两手食指指尖在耳甲腔点、按、揉数次。

六、注意事项

除遵循针灸施术的注意事项外，运用耳穴疗法还应注意：

（1）针刺后如果针孔发红、肿胀，应及时涂碘伏消毒，防止化脓性软骨膜炎的发生。

（2）湿热天气，耳穴压丸、埋针留置时间不宜过长，耳穴压丸宜3～5日，耳穴埋针宜1～3日。对普通胶布过敏者宜改用脱敏胶布。

（3）对扭伤和运动障碍的患者，进针后嘱其适当活动患部，有助于提高疗效。

第五节 | 颊针疗法

一、概述

颊针疗法是王永洲教授及其团队经过25年的临床实践及研究创立总结的全新微针体系，通过针刺面颊部特定穴位治疗全身疾病的一种无痛针灸新疗法。

颊针疗法以大三焦理论为核心，充分对传统的中医脏腑、经络基础理论进行了研究，同时将西医的人体结构、中医的气化功能及心理与精神分析的心身整合融为一体，构建了相互贯通的全息—三焦—身心自治理论系统，为认识生命和疾病提供了一个多元立体的全新视域。

颊针疗法从1991年被初步创立，到目前已经历10余万人次的临床观察与验证，效果迅速可靠，具有局部和全身治疗作用，对颈肩腰腿痛等常见病及以应激综合征为代表的身心性疾病及亚健康状态有立竿见影的治疗效果。

颊针疗法具有"取穴标准，靶点明确，操作简单，治疗广泛，无痛安全"的特点，使之成为与时俱进、符合时代节奏的新方法，同时也为针灸学的发展提供了一种新的培养模式，大大提高了针灸疗效的可重复性，医师经过规范化的培训都能够很好地掌握，对针灸爱好者及自我保健者也有帮助。

二、颊针疗法特点

（一）颊针疗法的核心原理

颊针疗法属于微针疗法的一种，是传统针刺疗法的一个分支。颊针疗法的核心原理主要包括以下理论。

1. 气街理论

颊针选择头的面颊部作为治疗全身疾病的微针系统，是从气街理论出发。《灵枢·卫气》指出"胸气有街，腹气有街，头气有街，胫气有街"。说明头、胸、腹、胫4个地方是经脉之气聚集循行的重要部位，气机在此处可以贯通经络、连通全身。

2. 全息理论

早在《灵枢·五色》中就有面诊的详细记载，提示面部存在一个可以反映全身信息的全息系统，而王永洲教授在大量的可重复的临床实践中，发现并提炼挖掘出一个包括整个脏腑系统的完整的全息系统，颊针治疗就是基于此系统进行施治的。

3. 经络理论

面颊部主要为手足阳明经和手足少阳经所经过与覆盖，阳明多气多血，少阳为枢机调节。《素问·热论》中"凡十一脏取决于胆"，三焦为人体元气之通道，胆主枢之启动运转，二者有启运阳气、络合脏腑、沟通表里、调平情志、决断应变之功能，同时任督二脉也循头而过，贯通人体之阴阳。

4. 神经理论

颊针区域分布着三叉神经和面神经两条脑神经，一个主要控制感觉，一个主要管理运动。这两条神经构成颊针解剖学及生理学基础。

5．大三焦理论

三焦在中医学里具有特殊性，它通过元气的运行而整合了五脏六腑的功能。区别于"决渎之官"的三焦理论，王永洲教授基于《中藏经》中关于三焦气化理论，挖掘出颊针系统的大三焦理论，提出三焦气化过程以元气为主轴，一气周流，木升金降，水火相济，中土斡旋，调控五脏六腑、四肢百骸、五官九窍、五志七情。大三焦体现了中医对生命本质的深刻理解和准确把握，是平行于脏象系统的独立系统。

6．心身理论

颊针疗法以"心身合一"为原则理解完整生命，五脏系统成为"五神藏"，它以气为自然纽带，连接和统一了人的形和神之间的关系，以调节气机升降出入为轴，对五脏为核心的躯体和情志为代表的精神进行同步干预，结合现代脑科学的研究有机调节、同步优化生理功能与心理状态，从养生预防到治疗调理，贯彻心身同治。

（二）颊针系统16穴区及主要适应证

基于以上理论，颊针疗法确定了16个标准穴，以勾勒出面部人体全息图，依照全息图，根据体格检查的结果，在相应部位增选全息穴（表2.12）。

表2.12　颊针系统16穴区及主要适应证

标准穴	位置	主要适应证
头CA-1	颧弓中点上缘向上1寸	头疼、头晕、牙疼、失眠、紧张、焦虑、忧郁、中风、帕金森综合征、阿尔茨海默病、耳鸣

标准穴	位置	主要适应证
上焦CA-2	下颌骨冠突后方与颧弓下缘交叉处	头痛、颈痛、胸痛、胸闷、乳房胀痛、心悸、心律不齐、哮喘、咳嗽、支气管炎、紧张、焦虑、烦躁、忧伤、眩晕、五官疾病、腹胀腹痛、膈肌痉挛、咽痛、失眠
中焦CA-3	上焦与下焦穴连线中点处	胃痉挛、急慢性胃炎、烧心反酸、呃逆、呕吐、腹胀腹痛、胆囊炎、胃溃疡、十二指肠球部溃疡、背痛、焦虑、固执、忧虑、糖尿病、高血压、肝病、失眠、慢性疲乏、肥胖、脂肪肝
下焦CA-4	下颌内角前缘处	腹胀腹痛、结肠炎、痛经、带下、盆腔炎、月经不调、子宫肌瘤、输卵管炎、慢性阑尾炎、膀胱炎、慢性结肠炎、腹泻便秘、腰痛、腹股沟疼痛、水肿、失眠、阳痿早泄、性冷淡、遗尿、遗精、不孕不育、痔疮、痹病、痿证、前列腺炎
颈CA-5	颧弓根上缘处	颈痛、落枕、颈椎病、咽痛、眩晕、头痛、偏头痛、紧张、斜角肌痉挛、胸廓出口综合征、咽痛、耳鸣
背CA-6	颧弓根下缘颞颌关节下	背痛、背凉、菱形肌劳损、胸闷、心悸、气短、胃痛、膈肌痉挛
腰CA-7	背与骶穴连线中点处	腰痛、腰肌劳损、急性腰扭伤、坐骨神经痛、腰椎间盘突出
骶CA-8	下颌角前上0.5寸	竖脊肌劳损、妇科腰痛、骶髂关节韧带损伤、遗尿、性功能障碍、前列腺炎

（续表）

标准穴	位置	主要适应证
肩CA-9	颞颥缝中点处	肩痛、肩周炎、肱二头肌肌腱炎、肩峰下滑囊炎、冈上肌肌腱炎、肩袖损伤、胸锁乳突肌痉挛、肩胛提肌损伤
肘CA-10	眼外眦与颧骨最下端连线中点	肘痛、网球肘、高尔夫球肘、腕伸肌总腱炎、腕屈肌总腱炎、肱三头肌肌腱炎
腕CA-11	鼻孔下缘引水平线与鼻唇沟交点处	腕痛、腕关节扭伤、腕管综合征、指痛
手CA-12	鼻孔下缘中点与上唇线连线的中点	手指关节炎、腱鞘炎、指尖麻木、手掌麻
髋CA-13	咬肌粗隆，下颌角前上1寸	坐骨神经痛、外伤性髋关节炎、梨状肌损伤、腹股沟疼痛
膝CA-14	下颌角与承浆穴连线中点处	膝关节疼痛、腓浅神经痛、膝关节炎、腘肌损伤、腓肠肌痉挛、下肢静脉曲张、下肢水肿
踝CA-15	膝与承浆穴连线靠人体中线1/3处	踝关节扭伤、肿痛、踝关节炎、跟腱炎、跟痛症
足CA-16	承浆穴旁0.5寸处	痛风、跖筋膜损伤、足底痛、跟痛症、趾痛

（三）颊针疗法的临床治疗特点

颊针疗法具有"取穴标准，靶点明确，操作简单，治疗广泛，无痛安全"的特点，这些特点使之成为与时俱进、符合时代节奏的新方法，同时也为针灸学的发展提供了一种新的培养模式，大大提高了针灸疗效的颊针疗法具有安全化、无痛化、标准化、精准化、全科化的特点。

颊针疗法首先要求明确诊断，在此基础上形成靶点治疗，颊针将穴位理解为穴区，根据病灶的大小及牵涉部位，作为选择穴位的依据。同时，颊针以隐形针感为主，为了达到有效干预，会在同一穴区采用多针刺的方法加以强化，常见的有双针、三角刺，特殊情况会有菱形刺、梅花刺、单排刺、双排刺等，这些针法的使用主要针对病理程度较严重、病程久远、病变范围较大的患者。可以围绕患者的主诉症状和主要病理针刺后根据反应调针、补针，以确保疗效。深度问题比较复杂，原则是根据病位，病轻则浅，病重则深，并结合腹诊判断。先脏腑，后四肢，局部病用患侧，全身病用双侧三焦，并根据三焦属的对应部位，必要时配合腹诊，在气结郁阻部位重点强化，然后有的放矢，突出重点，达到左升右降、一气周流，阴阳平衡。

1. 取穴标准

颊针穴位的概念已不同于传统意义上穴位的概念，其扩大为穴区。面颊部的人体投射缩影是穴区之间的无间隔延伸，例如：髋穴到膝穴之间是大腿投影，膝穴与踝穴间是小腿的分布。而每一个颊针穴位以骨性标志为基础所形成的标准化定位，为确保疗效的可重复性奠定了医学基础。准确地说颊针穴位都是标准化的定位点，临床根据不同患者疾病部位的病理变化进行细化调整，实现精准取穴。

2. 靶点明确

颊针疗法具有一套完整的纠错机制，其中包括局部诊断及腹部诊断，依靠靶向治疗，通过躯体靶点、脏腑气机靶点、心身靶点的确立，提高治疗的精准性。颊针疗法通过标准化穴位取穴及组合来针对不同的局部病理靶点和整体病机靶点，做到有的放矢，以正确诊断为前提，最后通过症状体征逐步消除为临床提供了实证，实现疾病痊愈的最终目的。颊针疗法靶点明确的特点让疾病治疗和诊断更具精准性，疗效更具确定性，避免了针灸界长期存在的"针灸疗效不确定"难题。

3．治疗广泛

颊针治疗的病种具有广泛性，颊针疗法将人体分解为三个层面，第一是以解剖为基础对应的全息层面，以四肢和脊柱的颈肩腰腿痛疼痛为主要对象，多为常见病、多发病，是颊针的有效治疗病种。第二是以脏腑功能紊乱为主的三焦层面疾病，用中医脏腑气化原理治疗和改善内脏病变，常见有胃炎、胃溃疡、胃肠功能紊乱、胸闷、心律不齐、便秘、肥胖、过敏性鼻炎、克罗恩病、代谢综合征等。第三是以心理性疾病和疑难复杂疾病为对象的心身层面，各种应激综合征、忧郁症、焦虑症、湿疹、银屑病、顽固性失眠、支气管哮喘、慢性头痛、类风湿关节炎、慢性肌纤维质炎、子宫肌瘤、子宫内膜异位症、乳腺增生、不孕症、各种肿瘤放化疗后遗症及辅助治疗等。

4．操作简单

颊针疗法因为标准化的穴位、针具、处方，使得在操作与培训中，一切变得简单易学。在颊针疗法学习过程中，采取由学员定位测量取穴，老师在一旁指导校正的方式，在诊断明确，处方正确，取穴符合标准的前提下检验疗效，不理想的，继续调整针刺深度，通常患者都能取得立竿见影的效果，此法让学员更具有直接的参与感和真实感。标准化基础上总结的新的教学法对针灸的传承无疑更加规范、高效、简单、可重复，通过新的教学法，不少学员很快就能上手，有些甚至还治愈一些比较复杂的疾病。

5．无痛安全

颊针疗法因为通过在颊部的全息对应点来治疗全身疾病，所以可避免针刺对病灶点的二次伤害及对人体重要器官和部位造成器质性的伤害。因为颊针疗法在操作上采用细短的套管针拍入对应穴位，无须行针，不追求酸、麻、胀、痛的针感，所以操作起来不仅安全简单，还能真正取得无痛针刺的效果，解决了患者怕痛、畏针等问题，特别是为儿童接受绿色针灸治疗扫清了障碍。

（四）颊针穴位运用方法

同位对应法　与同名穴位保持完全一致，如左肩病变时，取左侧面颊的肩穴。

左右对应法　以缪刺法取穴，如左侧偏头痛时，取右侧面颊部的头穴。

前后对应法　根据人体解剖前后对应取穴，如腰痛时，可选择下焦穴。

交叉对应法　依照全息论的相似相应原理取穴，如左侧髋关节痛时，取右侧肩穴。

上下对应法　依照全息论的两极相关原理取穴，如头痛时，可选用骶穴。

相关对应法　根据病变部位的解剖结构连续性取穴，如下肢静脉曲张，取髋、膝、踝穴。

针效对应法　可一穴一针，也可一穴（区）多针，可多穴一病，视临床情形而定气至，以有效为度。

协同对应法　颊针可同其他微针系统及传统针灸配合使用，使疗效增强，不拘一法。

三、适应证

颊针疗法的适应证分三个层面：

第一个是全息层面，以四肢脊柱部位的急慢性疼痛为主，首先是各种软组织损伤引起的急慢性颈、肩、腰、腿疼痛，这是临床的常见病、多发病，也包括一部分复杂的颈椎病及腰椎间盘突出等，解决上述问题是颊针疗法的基本功，同时也是针灸医生的立足之本。

第二个是三焦层面，主要针对胸腹腔的内脏疾病及症状，如胸闷、心悸、心律不齐、咳喘、痰多、过敏性鼻炎、克罗恩病、代谢综合征、乳房胀痛、泛酸、烧心、腹胀、腹泻、便秘、胃炎、胃溃疡、胃肠功能紊乱、肥胖、尿频、尿急、痛经等，内脏病的机制比较复杂，每类疾病都有其临床特殊性，颊针疗法抓住生命的整体气机，通过调节三焦之气起到同病异治、异病同治之功。还包括部分与内脏疾病相关联的颈、背、腰、骶疼痛，有近1/3的颈腰背痛是由内脏疾病引起，如果不能有效治疗内脏病，颈腰背痛的疗效会是暂时的，难以彻底治愈。

第三个是心身层面，如各种应激综合征、忧郁症、焦虑症、情绪化、过敏性疾病、风湿、类风湿关节炎、慢性肌纤维质炎、多种内分泌疾病、顽固性皮肤病、慢性过敏性哮喘、顽固性失眠、记忆衰退、阿尔茨海默病、头痛、偏头痛、子宫肌瘤、子宫内膜异位症、乳腺增生、不孕症、各种肿瘤放化疗后遗症及辅助治疗等。心身疾病需要医学和心理、精神分析双重知识背景，需配合专科医生一起做更深入的探索。

这三个层面通常是合为一体的，疾病可能以某一层面为主，有时是两个层面相互影响作用的结果，比较复杂的慢性病会出现三个层面相互交织，需要在临床中以诊断为依据，甄别取舍，有的放矢，以效验证。

四、禁忌证

（1）面颊部破损性皮肤病及局部感染。

（2）高热、惊厥、心肺衰竭及各种急腹症。

（3）生理及化验指标严重超出正常指标者。

（4）血小板减少，有出血倾向者。

（5）对已经整容或注射瘦脸针、抗皱针的患者要详细询问，评估风险后再决定是否采用颊针疗法。

（6）对三叉神经痛及面肌痉挛的患者尽量慎重使用。

（7）针灸期间禁止吃东西，以防咀嚼而造成滞针或断针。

（8）孕妇，特别是有流产史或人工受孕者。

五、操作要点

面部皮肤柔软细薄，富有弹性，含较多皮脂腺、汗腺和毛囊。浅筋膜由疏松结缔组织构成，浅筋膜内有神经、血管和腮腺管穿行。由于血供丰富，故面部创口愈合快，抗感染能力亦较强，但创伤时出血较多，面部的小动脉丰富，大量感觉运动神经分布，反应敏感。面静脉与颅内的海绵窦借多条途径相交通，因此当面部感染时有向颅内扩散的可能，所以要注意严格消毒和选择合适的针具。

（一）针具

提倡使用一次性消毒针具和质量有保障的针具品牌，要求针体纤细光滑，具有弹性，不易折曲。通常选用针具规格为毫针直径0.14~0.20毫米，长度7~30毫米，今后将会有不同规格的颊针专用针具。

（二）针刺深度

直刺0.2~0.5寸，斜刺0.5~1寸，透刺0.5~1.5寸，针刺深度问题比较复杂，原则是根据病位进行调整，病轻则浅，病重则深，检查病灶并结合腹诊判断，具体参照疾病的性质和部位及患者个人情形而定。

（三）操作手法

颊针疗法所强调的气至而有效，重视调神调气，不追求针感，着眼于病理靶点的变化。根据效果作为得气判断，将有效者视为得气，无效者尚未得气，纠错后继续治疗。提倡无痛进针，选择快速进针，无痛进针，飞针和套管进针都可以。

（四）出针

出针后用干棉球压迫片刻，切忌揉挤，以防出血、渗血，特别是在靠近眼周围组织疏松部位，有出血倾向者禁针，可使用灸法或点压揉按，畏针者和小儿可用手指按压或橡皮刮擦对应穴区。

（五）留针时间

20~40分钟。留针期间，可根据患者的反应调针、补针，以确保疗效。慢性、顽固性疼痛，以及需要精神放松者留针时间应长一些；其他则留针时间短一些。

（六）疗程

通常3日1次，5次为1个疗程。在国外工作的医生治疗时间要根据不同国家具体情况适当延长，1～3周1次。

六、注意事项

颊针治疗期间应禁止进食或交谈，以防发生滞针、断针。

第六节 | 龙砂开阖六气针法

一、概述

龙砂开阖六气针法是在龙砂医学流派代表性传承人顾植山教授三阴三阳开阖枢理论指导下，在全身随处根据三阴三阳开阖枢分六经，并根据所取得的病象，对相应六经进行针刺的一种治疗方法。目前，该针法以其令人瞩目的疗效受到广泛关注。在顾植山教授及针法的开创者王凯军的推广下，该针法已经在全国数百家医院及诊所乃至欧洲数十家诊所临床应用，疗效迅捷确切。

2019年起，龙砂医学流派团队运用五运六气思维模式，研创出一种新的针刺疗法——龙砂开阖六气针法。本针法的始创者王凯军，是2018年拜师顾植山教授的弟子。该针法一经问世，以其令人瞩目的疗效迅速受到广泛关注。顾植山教授评价此疗法是运用五运六气开阖枢理论于针灸方面的成功典范。

二、龙砂开阖六气针法特点

（一）龙砂开阖六气针法的理论

顾植山教授依据《黄帝内经》阴阳离合理论，创造性地绘出了"顾氏三阴三阳开阖枢图"（顾氏三阴三阳太极时相图），清晰地展现出人体三阴三阳六气盛衰的运行节律，这是"龙砂开阖六气针法"的理论基础。

（二）龙砂开阖六气针法的施针部位

人身无处不太极，可以在人体以任意一点为中心作出一个三阴三阳开阖变化的圆。在实践应用中，以头顶部最为有效且简便实用。另外，较常用的有腹部、骶部（火针多用）、病灶局部等。

（三）龙砂开阖六气针法的医患体位及朝向

"圣人南面而立"，故医患均取面南位，是天人相应最理想状态，但太极是个圆运动，阴阳开阖枢两两相对。临床上，太阳和太阴两开相通，少阳和少阴两枢相通，阳明和厥阴两阖相通，故朝向正反都能取效。总体原则遵循头为阳，足为阴；腹为阴，背为阳即可。

（四）龙砂开阖六气针法的引经针

通过中心点指向病机所指向的部位，也可称引经针。

（五）龙砂开阖六气针法的取经

根据顾氏三阴三阳开阖枢理论，六经欲解时是判断病机的重要依据。取经多少，一般根据医者取得的主要象态和次要象态。脉、证是疾病所表现出来的"象"态，"开阖枢"是时相，"欲解时"是判定分辨"六经"的时间节点，抓住这个节点，对于判定证候的六经归属具有特殊意义。

三、适应证

龙砂开阖六气针法充分运用五运六气六经思维模式，执简驭繁，操作简便，疗效可靠，起效迅捷，临床应用范围广，可用于内科、外科、妇科、儿科等各科疾病，经临床反复验证，可重复性极强。

四、禁忌证

（1）白血病人群不宜施针。

（2）体质虚弱人群，刺激不宜过强，并尽量采用卧位。

（3）过度劳累、饥饿、精神紧张人群，不宜立即施针，需待其恢复后再治疗。

（4）自发性出血倾向或因损伤后出血不止的患者应尽量避开血管针刺，以防出血。

（5）患者有皮肤之感染、溃疡、瘢痕部位应慎用针刺。

（6）若进针时有触电感，疼痛明显或针尖触及坚硬组织，应退针而不宜继续进针。

（7）小儿囟门未闭合，头项部腧穴一般不宜用针刺。另外，因小儿不能合作，针刺时宜采用速针法，不宜留针。

（8）眼区、胸背、肾区、项部，胃溃疡、肠粘连、肠梗阻患者，尿潴留患者的耻骨联合区针刺时应掌握深度和角度，禁用直刺，防止误伤重要脏器。

（9）凝血功能障碍人群，例如血友病、血小板减少性紫癜等疾病患者不适宜施针。

（10）糖尿病人群中血糖控制不佳者，一旦形成伤口，即便是针灸针眼，也不容易愈合，如果不注意处理针口或者控制饮食，还有可能引起伤口、针口的感染，因此不宜实施针灸。

（11）孕妇、习惯性流产者，6个月以内，小腹及腰骶部穴位禁针；6个月之后，上腹部及某些针感强烈的穴位（如合谷穴、三阴交穴等）也应禁针。有习惯性流产史者慎用针刺。月经期间如不是为了调经，也不宜用针。

五、操作要点

（一）具体定位

以人体任意一点为中心都存在一个三阴三阳盛衰变化的圆，互为表里的阴阳首尾相接，一体两面的阴阳180°相对，在三阴三阳开阖枢运动下，周流不息。

因此，全身任何地方均可作为针刺部位进行龙砂开阖六气针法的针刺治疗。

（二）医患体位

（1）医者始终面对患者身体针刺区域。

（2）医患均面南而立是最理想状态。

（3）患者无论面向何方，（以头部为例）只要医者面向患者的施术区域，以医者为主体看到的永远是左升右降。

（4）总体原则遵循头为阳，足为阴；腹为阴，背为阳。

（三）针刺手法

（1）医者面向患者针刺区域，左手拇指按住百会穴下方，其余四指端正患者头部，始终顺时针平刺（横刺）、沿皮刺，呈15°左右或者沿皮更小的角度刺入，得气与否以下针后患者的感受为准，根据患者的反应留针约半小时。

（2）应顺应天时，冬至后、夏至前应欲降先升，冬至前、夏至后应欲升先降。

（四）针具选择

临床一般采用一次性无菌包装毫针，常用粗细为28～30号（0.38～0.32毫米）和长短1～2寸（25～50毫米）的针具，针具选择主要根据医者指力而定。

（五）针刺中心点的意义和方法

通过中心点指向医者着重取的主要象态引经，也可称为引经针。

（六）根据六经欲解时针刺

阴阳的特性是可大可小，所以六经欲解时也是全息的，可以是一天中的时间，也可以是一年中的时间节点，根据六经欲解时取得的象选择相应的经，针刺疗法可以达到精准实现。

《伤寒论》六经病"欲解时"原文，分载于第9、第193、第272、第275、第291、第328条。具体如下："太阳病欲解时，从巳至未上"（第9条）；"阳明病欲解时，从申至戌上"（第193条）；"少阳病欲解时，从寅至辰上"（第272条）；"太阴病欲解时，从亥至丑上"（第275条）；"少阴病欲解时，从子至寅上"（第291条）；"厥阴病欲解时，从丑至卯上"（第328条）。

顾植山教授直言六经"欲解时"就是"相关时"，实质是和三阴三阳相关的时间节点问题。六经"欲解时"是依据《黄帝内经》开阖枢理论对三阴三阳的时空定位来确定的，参照"欲解时"判定证候的六经属性，并据此遣方用药，常取得良效甚至奇效，这已经在临床得到广泛验证。张仲景正是因为用"六气"理论指导经方，才确立其"医圣"地位。顾植山教授认为，《伤寒论》不是简单的辨证论治，而是通过辨证、辨脉、辨时相结合来达到辨病（确定病在三阴三阳的何经）的目的。其中，看"欲解时"是张仲景辨时定经的重要特色。

（七）取经多少

一般根据医者取得的主要象态和次要象态，针刺2~3经，对于取象精准的医者也可选取主要象态，同时选取与其一体两面相对的经。

（八）针法部位

针法部位的选择通常与病种没有直接关系。充分运用运气思维辨天、辨人、辨病症，高度概括出主要象态和次要象态，同时选用2~3经进行治疗，取得象之后要坚决执行。真正做到"以治病为中心向以健康为中心"思想的转变。

六、注意事项

（1）针灸后切勿马上进食。

（2）禁止做剧烈运动，如打球、游泳等；需静养1小时左右，再进行其他活动。

（3）针刺后2小时内，扎针部位不要碰水，保持清洁。

因为运用针灸的过程中，要给患者一定的刺激，会消耗患者一定的体力，针灸后要注意观察患者情况，如果患者感觉不舒服，要嘱其和医生及时沟通。

第七节 | 腹针疗法

一、概述

腹针疗法是薄智云教授经过30多年的研究创建的一种通过针刺腹部穴位调节先天、后天经络，治疗慢性病、疑难病的新疗法。腹针疗法是以人体先天神阙经络系统为核心，调控人体全身各种机能达到质量目的的一种针灸治疗方法。

（一）理论渊源

"经络内属脏腑，外络四肢百骸"，脏腑和经脉是一个统一的系统，即脏腑经脉系统。脏腑经脉系统理论认为"脏腑是经脉的内核，四肢百骸是脏腑的外延"，经脉是连接两者之间的网络。腹部是脏腑最集中的部位，经络也最丰富。薄智云教授认为"经络分为先天经络与后天经络2个部分"，以神阙为核心的大腹部存在着一个全身高级调控系统，即"神阙经络系统"，这个系统宏观调控全身，符合全息理论的特点。在此理论的基础上，薄智云教授提出了有着自身特色的针灸理论——腹针疗法。腹针疗法认为"用针之道，立法为先，操术次之，而后机变"，主张并强调"从调理脏腑入手"来治疗疾病。

（二）腹针疗法神龟图

在腹针疗法中，腹壁的浅层经络系统是一个酷似乌龟的全息影像，其被称为神龟图。神龟图不仅是全身成比例的缩小图，而且通过它还可以对全身进行辅助诊断与治疗，这是一个完全独立于传统经络之外的新的经络系统。神龟图不仅可以单独使用，还可以和腹部的其他经络系统进行配合使用。

腹部的经络是一个多层次的空间结构，其腹部的神龟图是薄智云教授在临床中不断实验总结出来的；神龟图以神阙中心分布，分布于腹壁的浅层，构成了神阙经络系统中外周调节系统的主体。其颈部从两个商曲穴处伸出，其头部伏于中脘穴上下，尾部从两个气旁穴（气海穴旁开5分）处向下延伸，终于关元穴附近，其前肢分别由滑肉门穴引出，在上风湿点屈曲，止于上风湿上点（上风湿点位于滑肉门穴外5分、上5分，上风湿外点位于滑肉门穴外1寸），其后肢由外陵穴向外伸展止于下风湿下点（外陵穴下1寸、外1寸）。

二、腹针疗法定位及取穴特点

腹针疗法是通过刺激腹部穴位调节脏腑失衡来治疗全身疾病的，是以神阙布气假说为核心形成的一个神阙经络系统。腹针疗法临床操作中一般采用3种取穴方法，即循经取穴法、定位取穴法和八廓取穴法。

（一）循经取穴法

循经取穴法是根据经脉分布的特点，通过腹部的经穴来治疗全身疾病的取穴方法。

腹部有6条经脉（包括任脉）通过头面、胸腹与同名经连接，在四肢的末端与表里经相接，通过脏腑或经别等经络使全身形成一个统一的有机体，使腹部经穴治疗范畴上可达到头面，近可调节脏腑，远可及四肢末端。

（二）定位取穴法

现代研究表明，生物体内存在着的局部是全局的缩影，并且在一定程度上可再现整体之象，这被称为生物全息律。腹部作为一个相对独立的部分，遵循着生物全息律的规律，其在结构上是人体成比例的缩小，同时也存在着"全息反馈"现象。腹针利用腹部的全息分布特点对人体相应部位进行对应的调节是腹针取穴中的一种重要方法，即定位取穴法的核心内容。

根据腹部的全息分布特点，定位取穴治疗头部疾患时以中脘穴、阴都穴等穴及周围的穴位为主，颈部疾患以商曲穴、石关穴及附近的穴位为主，上肢疾患选取由滑肉门穴至上风湿点、上风湿外点之间的同侧穴位，下肢疾患选取由外陵穴至下风湿点、下风湿下点之间的相应穴位，腰椎疾患选取气旁穴至关元穴附近的穴位进行治疗。前腹壁丰富的深浅动静脉、淋巴管、肋间神经、腰神经及脂肪、肌肉组织为腹部经络提供了丰富的物质基础，腹部全息系统隐存于腹壁的浅层中且以立体结构的组织形式存在，并且随着病情的轻重、病程的长短、病位的深浅而有所不同（图2.5）。

（三）八廓取穴法

八卦图是由太极图演化而来，不仅概括了自然界及人体阴阳五行的关系，还反映了人体内部的生理功能。《灵枢·九宫八风》记载了八卦所取脏腑之象，谓："心应离，脾应坤，肺应兑，小肠应乾，肾应坎，大肠应艮，肝应震，胃应巽。"为腹部的八廓定位提

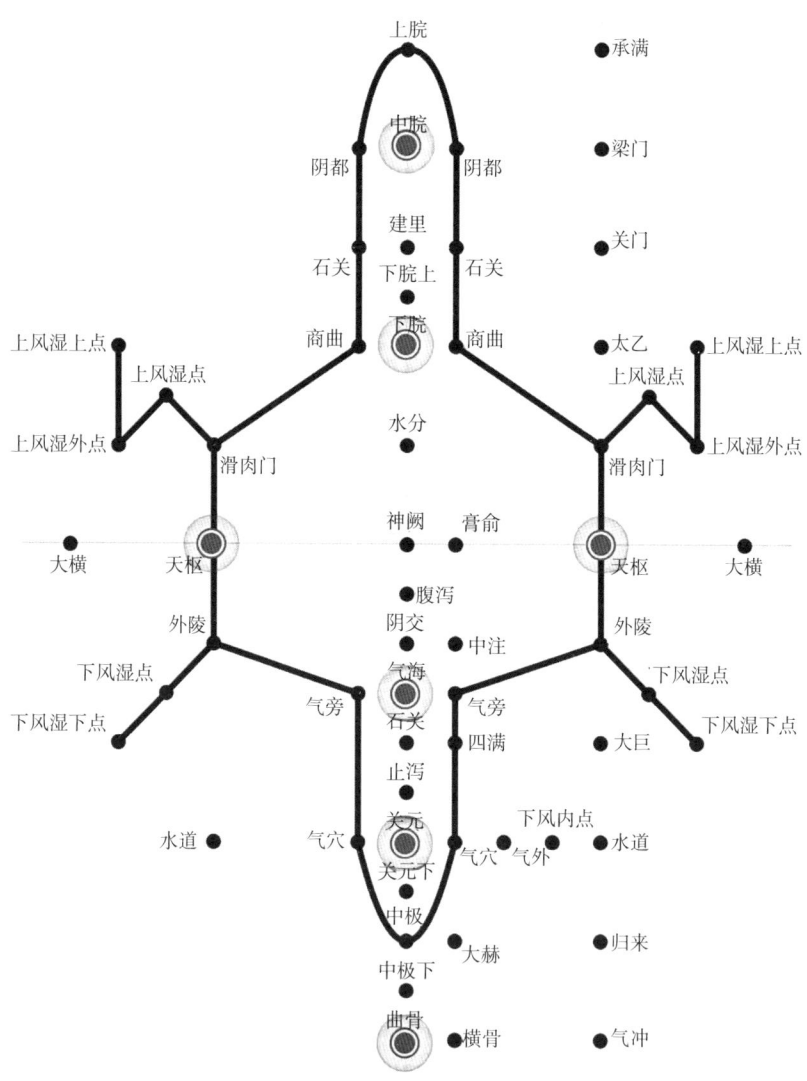

图2.5　腹部全息系统

供了一个大的轮廓。心居上焦为火，肾居下焦为水，肝胆位右肋下为木，脾居左肋下为土，而肺金与大肠相表里，降结肠与乙状结肠又恰位于左下腹。

在腹部八廓定位时，以神阙为中心把腹部分成大致相等的8个部位，为记忆方便，各以一个穴位为核心代表一个部位。如中脘为火，为离，主心与小肠；关元为水，为坎，主肾与膀胱；左上风湿点为地，为坤，主脾胃；左大横为泽，为兑，主下焦；左下风湿点为天，为乾，主肺与大肠；右上风湿点为风，为巽，主肝与中焦；右大横为雷，为震，主肝胆；右下风湿点为山，为艮，主上焦。

三、适应证

主要为内因性疾病，临床上大致可以分为以下几种。

（1）病程较久的内伤脏腑的全身性疾病，如脑血管病后遗症、阿尔茨海默病、脑动脉硬化、心血管病、原发性高血压等。

（2）脏腑失衡后引起的疾病，如血栓性耳聋、眼底出血、球后视神经炎、视神经萎缩等。

（3）虽病程较短，但与脏腑的正气不足相关的疾病，如肩周炎、坐骨神经痛、关节炎、颈椎综合征、腰痛、双腿麻木、酸困等。

（4）其他的针灸适应证，经治疗疗效不佳者，均可为腹针的适应证。

四、禁忌证

（1）一切原因不明的急腹症，以免因针刺而引起误诊。

（2）急性腹膜炎、肝脾肿大引起的脐静脉曲张、腹腔内部肿瘤并广泛转移、妇女妊娠期。

（3）对长期患有慢性消耗性疾病而致体质衰弱的患者，需谨慎施针。

（4）对于肝脾肿大者、腹水形成者，则需注意针刺深度，以免损伤腹膜及实质性脏器，一般不推荐使用。

五、操作要点

（一）针具的选择

为了避免针刺意外的发生，便于控制进针的深度，通常每一个患者使用统一长度的针具来进行治疗。具体针具长度根据患者的腹部肥胖程度而定。

（二）体位

卧位为佳。

（三）消毒

针刺前在患者针刺的穴位皮肤上用75%酒精棉球擦拭消毒，或者用安尔碘皮肤消毒剂局部消毒。

腹针疗法操作视频

（四）进针法

采用单手进针法，用左手的拇指、食指固定在穴位周围，右手的拇指和食指握住针柄，对准已消毒的穴位，快速透皮，再慢慢进针至所需的深度。

（五）针刺角度和深度

腹针疗法将进针深度分为天、地、人三部。一般病程较短或其邪在表的病，针刺天部（即浅刺）；病程虽长，未及脏腑或其邪在里的病，针刺人部（即中刺）；病程较长，累及脏腑或其邪在里的病，针刺地部（即深刺）。但是，在运用时也有例外，如腰部的疼痛，虽病程短而往往采用针刺地部较易收到立竿见影的效果。因此，在临床应用时亦应灵活多变。

（六）进针手法及留针时间

进针时应避开毛孔、血管，施术要轻、缓。如针尖抵达预计的深度时，一般采用只捻转、不提插或轻捻转、慢提插的手法，使腹腔内的大网膜有足够的时间游离，避开针体，以避免刺伤内脏。施术时一般采用三部法，即候气、行气、催气。进针后，停留3～5分钟，谓之候气；3～5分钟后再捻转使局部产生针感，谓之行气；再隔5分钟行针1次加强针感，使之向四周或远处扩散，谓之催气；留针30分钟起针。

腹针的补泻手法依刺激的强弱而定，弱刺激为补，强刺激为泻。施补法时多施以灸法，灸时可由上而下地对每个针刺的穴位温灸，也可以将艾灸架置于神阙穴，以壮元阳、温经络，使腹针的疗效得以提高。

（七）出针方法

按进针顺序以序出针。出针时从原来针刺的深度缓慢捻转出针，不允许使用先向深刺然后起针的传统针刺习惯的操作手法。

六、注意事项

（1）对初次接受针刺治疗或精神过度紧张，身体虚弱者，应先做好解释安抚，消除其对针刺的顾虑和恐惧；饥饿、疲劳、大渴时，应在进食、休息、饮水后再行针刺；医者在针刺治疗过程中要精神专一，注意观察患者的神色，询问其感觉，一旦有晕针先兆，可及早采取处理措施，防患于未然。

（2）进针强调快速透皮，透皮后缓慢推针，使腹部血管能尽量避开针尖，防止被刺破出血，出针时立即用消毒干棉球揉按压迫针孔。

（3）腹部有较多的内脏，因此一定要掌握腧穴解剖结构，明确穴下的脏器组织。操作时，凡深部有脏器部位，应当注意针刺的方向及深度。

七、常用处方

（一）天地针

【穴组】中脘穴、关元穴。

穴位释义：腹针以神阙穴为中心，中脘穴为天，关元穴为地。中脘穴是胃之募穴，胃与脾相表里，有"水谷之海"之称；关元穴是小肠之募穴，有培肾固本、补气回阳之功。二穴合用可调补脾肾。

（二）引气归元

【穴组】中脘穴、下脘穴、气海穴、关元穴。

穴位释义：中脘穴、下脘穴理中焦，调升降，且因手太阴肺经起于中焦，故兼有主肺气肃降之功能。气海穴为气之海，关元穴培肾固本，而肾又主先天元气，四穴含有"以后天养先天"之意。其主要功效为治心肺、调脾胃、补肝肾。

（三）腹四关

【穴组】滑肉门穴（左右）、外陵穴（左右）。

穴位释义：具有通调气血、疏理经气的作用，可上输下达气血，引脏腑之气向全身布散。临床用于治疗全身性疾病，与引气归元或天地针合用时，兼有通腑之妙。

（四）调腹气

【穴组】大横穴（左右）。

穴位释义：具有健脾祛湿、滑利关节的作用，常与腹四关合用治疗腰部疾患和坐骨神经痛，与风湿点合用治疗全身关节炎或肩周炎等症。

（五）风湿点

【穴组】上风湿点、下风湿点。

穴位释义：具有消肿止痛作用。治疗肩肘疾病可仅用上风湿点，治疗下肢疾病时，可反配下风湿点。

第八节 ┃ 靳三针疗法

一、概述

　　靳三针疗法由广州中医药大学首席教授、针灸推拿学科学术带头人、著名针灸专家靳瑞教授创治，属岭南针灸新学派。靳三针疗法学术思想由弟子彭增福整理在《靳三针疗法》一书中。其取穴配伍对于针灸发展的意义，类似于方剂对中医药学的推动作用。在长久的临床实践中，其对特定疾病的固定取穴，一方面成就其自身特色，逐渐自成一派，在海内外广为流传，影响力日渐提高，另一方面由于取穴、配穴较为固定，临床易于证实其行之有效，因而有利于推广传承和实验研究。

　　"靳三针"是对取穴手法的高度概括，既可以指取穴，如耳三针取听宫穴、听会穴、完骨穴以治疗耳鸣、耳聋，鼻三针取迎香穴、上迎香穴、印堂穴以治疗鼻炎、鼻渊，肠三针取天枢穴、关元穴、上巨虚穴以治疗便秘、泄泻等；也可以是指针数，如智三针取左右本神穴与神庭穴两处三针，颞三针取耳尖直上发际上 2 寸为第一针，在第一针水平向前后各旁开 1 寸为第二、第三针。靳三针疗法所选穴位，多为传统穴位，通过中医辨证进行组合与加减配伍，也有根据多年经验心得，自创取穴部位。

二、靳三针疗法特点

（一）提纲挈领，精简取穴

用药如用兵，在精不在多，针灸取穴亦然。相较于较为完整的方剂学理论框架体系，针灸处方的发展缺乏共识的处方名称及较为固定的组穴搭配。靳瑞教授针灸专业思想坚定不移，在临床不断总结和实践的基础上，总结出治疗疾病最关键的三个穴位，并命名"某三针"，如"胃三针""肠三针""鼻三针"等。

"靳三针"组穴配方共有39组，这些配方绝大部分是以3个穴位为一组（有的是2个穴位，左右共3个穴位，个别4个穴位，甚至10余个穴位），整个理论体系提纲挈领，取穴精简，有的放矢。

（二）生生不息，寓意深长

"三"是单数，属少阳。阳之初生，朝气蓬勃，渐至隆盛，历久不衰。《道德经》曰："一生二，二生三，三生万物，万物负阴而抱阳，冲气以为和。"说明自然界万事万物的产生，均源于"三"，故"三"有生生不息、无限扩展之意。"三针"不意在只扎三针，不意在只针三次，也不意在只取三穴。靳瑞教授运用针灸治病的理、法、方、穴，总结了有效且精华的穴位，按照中医传统理论整合了多组三针穴组，并把这些穴组作为治疗疾病的主穴，再辨证论治进行配穴。

（三）形神兼顾，阴阳平衡

在靳三针疗法体系中，调神是靳三针疗法的基础及精髓所在，但同时重视肢体运动障碍性和感觉障碍性疾病。39个穴组中，调神穴组有智三针、四神针、手智针、足智针、定神针、阴三针、阳三针、痫三针、闭三针、脱三针10个穴组；主治以痛证为主的组穴配方有颈三针、肩三针、膝三针、腰三针、踝三针、坐骨针、叉三针、胃三针、肠三针、胆三针、尿三针、乳三针、背三针、晕痛针、眼三针15个穴组；主治以肢体运动障碍为主的有颞三针、脑三针、面三针、面肌针、手三针、足三针、痿三针、舌三针、手智针、足智针10个穴组，主治形体胖瘦、皮肤及内科疾病的有肥三针、脂三针、褐三针和突三针4个穴组。

三、临床操作特点

（一）注重针尖方向

靳瑞教授强调针尖方向至关重要，偏之毫厘，针感及疗效差异极大。《黄帝内经》强调针尖"指向病所"，针尖指向应是针感的传导方向，传导指向病所方能加强疏通、调整的作用。

针尖方向不同的典型代表穴组是四神针，四神针的刺法有4种：①四针均向外平刺，这样刺激面广，脑瘫、孤独症、多动症、眩晕等多用该刺法。②四针均向百会穴方向平刺，这样刺激较集中，多用于癫痫、失眠、健忘等病症。③四针均向病灶侧平刺，多用于中风偏瘫及肢体感觉异常的患者。④治疗鼻炎时，四神Ⅰ针向前平刺，四神Ⅱ针向后平刺，左右两穴向通天穴（在头顶，当前发际正中直上4寸，旁开1.5寸处）方向平刺。

进针方向再如合谷穴，针尖偏向虎口内侧则针感强，偏向虎口外侧则针感弱，具体方向可根据患者的耐受性及治疗需要而定。耐受性差的患者、需弱刺激的患者，针尖稍向外侧；久病、重病、非强刺激不能起沉疴者，针尖向内侧。

（二）注重针刺深度

靳瑞教授在临床中践行三因制宜，把握针刺深度。皮、肉、脉、筋、骨反映了人体由浅入深的 5 个不同层次，也是病邪由浅入深的过程，要使邪退正安，需选择正确的针刺深度。治疗外感新病，当"浅内而疾发针"；治疗内伤久病，当"深内而久留之"；四肢部的腧穴大多深刺，头面胸背部的腧穴多浅刺，腹部多深刺；春夏节气，邪气袭人病位较浅，一般浅刺可中病；秋冬节气，邪气袭人，病位较深，一般要深刺。

（三）注重调神治神

靳瑞教授注重调神治神，其认为调神治神即是调气血、调脏腑、调阴阳，是治病根本。治神体现在针刺治疗前的安神，针刺治疗过程中的守神，以得气为先要的调神三个方面。调神是治神的一个阶段，治神是调神的最终目的。

四、适应证

临床适应证广泛，如脑病、焦虑症、中风、过敏性鼻炎、月经过少、颈肩腰腿疼痛、不寐、眩晕、咳嗽、哮喘、胃脘痛、痴呆、单纯性肥胖症、头痛、耳鸣耳聋等。

五、禁忌证

（1）患者在过度饥饿、暴饮暴食、醉酒后及精神过度紧张时，禁止针刺。

（2）孕妇的少腹部、腰骶部、会阴部及身体其他部位具有通气行血功效，针刺后会产生较强针感的穴位（如合谷穴、足三里穴、风池穴、环跳穴、三阴交穴、血海穴等），禁止针刺。

（3）患有严重的过敏性、感染性皮肤病者，以及患有出血性疾病（如血小板减少性紫癜、血友病等）者，禁止针刺。

（4）小儿囟门未闭，头顶部腧穴不宜针刺。

六、穴组

1. 四神针

【位置】百会穴前后左右各旁开1.5寸。

【主治】智力低下，痴呆，头痛，头晕。

【针法】针尖向外方斜刺0.8～1寸。

2. 智三针

【穴组】神庭穴为第一针，左右两个本神穴为第二、第三针。

【主治】智力低下，精神障碍。

【针法】针尖向下或向上平刺0.8～1寸深，捻转针法。

3. 脑三针

【穴组】脑户穴和左右脑空穴共三穴。

【主治】肢体活动障碍，躯体不平衡，后头痛。

【针法】针尖向下沿皮刺0.8～1寸。

4．舌三针

【位置】以拇指一、二指骨间横纹平贴于下颌前缘，拇指尖处为第一针，其左右各旁1寸处为第二、第三针。

【主治】语言障碍、发音不清、哑不能言。流涎、吞咽障碍。

【针法】患者仰靠位，针尖向舌根方向直刺，儿童进针深度为0.8寸左右，成人1～1.2寸。捻转手法，使针感向舌根或口腔、颊部放散，患者咽喉部等有发热、麻胀等感觉为佳，虚补实泻或平补平泻。

5．颞三针

【位置】耳尖直上，发际上2寸为第一针，在第一针水平向前后各旁开1寸为第二、第三针。

【主治】脑血管意外后遗症，脑外伤所致的半身不遂、口眼歪斜，脑动脉硬化，耳鸣、耳聋，偏头痛，帕金森病、脑萎缩、阿尔茨海默病。

【针法】针尖向下沿皮下平刺1.2～1.5寸。

6．定神针

【穴组】印堂穴上0.5寸为定神Ⅰ针，左阳白穴上0.5寸为定神Ⅱ针，右阳白穴上0.5寸为定神Ⅲ针。

【位置】印堂穴，两眉间中点。阳白穴，眉上1寸直对瞳孔。

【主治】注意力不集中、斜视、前额头痛、眼球震颤，眩晕，视力下降。

【针法】沿皮下，向下直刺0.5～0.8寸，出针时用棉球压针口、以防出血。

7．晕痛针

【穴组】四神针、印堂穴、太阳穴。

【主治】头晕头痛，头顶痛，偏头痛，前额痛。

【针法】直刺0.5～0.8寸，注意针下有硬物感觉时，是针中髎骨，切勿再深刺，可将针稍提高0.2寸即可，进针后不提插捻转，可用刮针。

8．面肌针

【穴组】下眼睑阿是穴、四白穴、口禾髎穴、地仓穴。

【主治】①眼睑痉挛：四白穴、下眼睑阿是穴。②口肌痉挛：地仓穴、口禾髎穴、迎香穴。

【针法】四白穴：直刺0.5～0.8寸，局部酸胀，或向内下方斜刺0.5寸，针尖在眶下，可有麻电感放射至上唇部。下眼睑阿是穴：向内下斜刺0.5～0.8寸，针尖必须在眶下，以免刺伤眼球。口禾髎穴：直刺0.3～0.5寸，亦可向外平刺0.5～0.8寸，局部胀痛。地仓穴：平刺1.0～2.5寸。治面瘫时，透颊车穴；治三叉神经痛时，透迎香穴，局部酸胀，可放射至半侧面部。

9．叉三针

【穴组】太阳穴、下关穴、阿是穴（指三叉神经痛的局部）。

【部位】下关穴：颧骨弓下凹陷中。太阳穴（见晕痛针）。

【主治】三叉神经痛。

【针法】各穴均直刺0.5～0.8寸深。可加电针连续波，留针30～40分钟。

10．面瘫针

【穴组】①额睑瘫：阳白穴、太阳穴、四白穴。②口面瘫：翳风穴、迎香穴、地仓穴、颊车穴互透、人中。

【主治】面神经瘫痪，中风口眼歪斜。

【针法】翳风穴耳后凹陷中央向前直刺0.8～1寸。人中向上斜刺0.5寸深。余穴均按各针法针刺，针刺后每5～10分钟捻针1次，留针30～40分钟。

11．突三针

【穴组】水突穴、扶突穴、天突穴。

【主治】甲状腺肿大，甲状腺囊肿。

【针法】水突穴：沿皮向气管斜刺0.5～0.7寸。扶突穴：沿皮向气管斜刺0.5～0.7寸。天突穴：先进刺0.3寸，再将针柄提高向胸骨后斜刺0.3寸。诸突进行后不提插，只有捻针或刮针留针30分钟。

12．眼三针

【位置】眼Ⅰ针在睛明穴上一分。眼Ⅱ针在瞳孔直下，当眶下缘与眼球之间。眼Ⅲ针，目正视，瞳孔直上，当眶上缘与眼球之间。

【主治】视神经萎缩，视网膜炎，黄斑变性，弱视等内眼疾病。

【针法】凡刺眼三针均嘱患者闭目，医者以左手轻固定眼球，右手持针，缓慢捻转进针。进针后不作捻转，提插，可用拇指甲轻刮针柄。出针时用干棉球轻压针孔片刻，以防出血。

眼Ⅰ针轻推眼球向外侧固定，缓慢垂直进针1～1.2寸。

眼Ⅱ针轻推眼球向上方固定，紧靠眼眶下缘缓慢直针1～1.2寸。针尖可向上斜进。

眼Ⅲ针轻推眼球向下固定，紧靠眼眶上缘缓慢直刺1～1.2寸。针尖可先向上微斜进，再向后斜进。

13．鼻三针

【穴组】迎香穴、鼻通穴（上迎香穴）、印堂穴或攒竹穴。

【主治】过敏性鼻炎，急性鼻炎，鼻窦炎，鼻衄，嗅觉障碍。

【针法】迎香穴：针尖向鼻翼平刺5～8分。鼻通穴：针尖向下平刺5分深。攒竹穴、印堂穴：向下平刺3~5分。

14.耳三针

【穴组】听宫穴、听会穴、完骨穴。

【主治】耳聋，耳鸣。

【针法】听宫穴、听会穴：张口取穴，直刺1~1.5寸深。完骨穴：向前上方直刺1~1.5寸深，耳三针针后均不提插，可用拇指刮针柄法或轻捻转法。

15.手三针

【穴组】合谷穴、曲池穴、外关穴。

【主治】上肢瘫痪、麻痹、疼痛，感觉障碍。

【针法】合谷穴、外关穴均直针0.8~1.2寸深。曲池穴直针1~1.2寸深。

16.足三针

【穴组】足三里穴、三阴交穴、太冲穴。

【主治】下肢感觉或运动障碍，下肢瘫痪、疼痛。

【针法】足三里穴、三阴交穴直针1~1.5寸。太冲穴直针5~8分深。

17.手智针

【穴组】内关穴、神门穴、劳宫穴。

【主治】智力低下儿童多动症，动多静少，癫痫，失眠。

【针法】三穴均直针0.5~0.8分深。

18.足智针

【位置】涌泉穴为第一针，第三跖趾关节横纹至足跟后缘连线中点为第二针（泉中），平第二针向内旁开一指为第三针（泉中内）。

【主治】智力低下儿童的孤独症，多静少动，哑不能言。

【针法】均直针0.5~0.8寸深。

19．肩三针

【位置】肩髃穴为第一针，同水平前方二寸为第二针，同水平后方二寸为第三针。

【主治】肩周炎，肩关节炎，上肢瘫痪，肩不能举。

【针法】针尖与穴位成90°、直刺0.8~1寸。注意不要过深，以免刺中胸腔。

20．膝三针

【穴组】膝眼穴、梁丘穴、血海穴。

【主治】膝关节肿痛或无力，膝骨质增生。

【针法】直刺0.8~1.2寸。可加电针连续波，红外线，多罐法。

21．腰三针

【穴组】肾俞穴、大肠俞穴、委中穴。

【主治】腰痛，腰椎增生，腰肌劳损，性功能障碍，遗精，阳痿，月经不调。

【针法】均直刺1.2~1.5寸深（余同膝三针）。

22．颈三针

【穴组】天柱穴、百劳穴、大杼穴。

【主治】颈椎病，颈项强痛。

【针法】三穴均直针0.8~1寸深。不宜过深，免伤内脏（余同膝三针）。

23．背三针

【穴组】大杼穴、风门穴、肺俞穴。

【主治】支气管炎，哮喘，背痛。

【针法】向脊柱方向斜刺0.5～0.7寸。不能深刺，防伤内脏。

24．踝三针

【穴组】解溪穴、太溪穴、昆仑穴。

【主治】踝关节肿痛，活动障碍，足跟痛。

【针法】均直刺0.8～1寸深。

25．坐骨针

【穴组】坐骨点、委中穴、昆仑穴。

【主治】坐骨神经痛。

【针法】坐骨点：用挟持进针法，以酒精棉球包裹3～4寸长针的针体下段，露出针尖，垂直插入皮肤，过皮后，以左手指挟棉球、扶针体，左手捻针柄，边捻边进约2寸深，至有麻痹感向足趾传导时可停止进针。

委中穴、昆仑穴：直针0.8～1.2寸。用电针接连坐骨点与委中穴，连续波，以患者能耐受强度为准，留针30分钟，每5～10分钟调大电针强度1次，可调2～3次。

26．痿三针

【穴组】上肢痿：曲池穴、合谷穴、尺泽穴。下肢痿：足三里穴、三阴交穴、太溪穴。

【主治】痿证（肢体肌肉痿弱、无力、活动障碍）。

【针法】诸穴均直针0.8～1.2寸，用补法，慢入快出，以针下热为准，每次留针40分钟，行补法5次以上，亦可用电针连续波，频率细疏，以中等强度患者感觉舒适为度。30次为1个疗程。

27．脂三针

【穴组】内关穴、足三里穴、三阴交穴。

【主治】胆固醇增高，高脂血症，动脉硬化，冠心病，中风后遗症。

【针法】内关穴直刺0.5～0.8寸深。足三里穴、三阴交穴均直针1～1.5寸。

28．胃三针

【穴组】中脘穴、内关穴、足三里穴。

【主治】胃脘痛，胃炎，胃溃疡，消化不良。

【针法】中脘穴、内关穴直针5～8分。足三里穴直针1～1.5寸。

29．肠三针

【穴组】天枢穴、关元穴、上巨虚穴。

【主治】腹痛，肠炎，痢疾，便秘。

【针法】天枢穴、关元穴直针0.8～1寸。上巨虚穴直针1～1.5寸深。

30．胆三针

【穴组】日月穴、期门穴、阳陵泉穴。

【主治】胆疾病。

【针法】日月穴、期门穴平刺0.8～1寸（注意不要刺入胸腔）。阳陵泉穴直刺1～1.5寸深。

31．尿三针

【穴组】关元穴、中极穴、三阴交穴。

【主治】泌尿疾病，腹痛。

【针法】关元穴、中极穴直刺0.7～1.2寸。三阴交穴直针1～1.5寸。

32．阳三针

【穴组】关元穴、气海穴、肾俞穴。

【主治】阳痿，遗精，不育。

【针法】关元穴、气海穴直针0.8～1寸。肾俞穴直针1.2～1.5寸。

33．阴三针

【穴组】关元穴、归来穴、三阴交穴。

【主治】月经不调，不孕症，盆腔炎。

【针法】关元穴、归来穴直针0.8～1.2寸。三阴交穴直针1～1.5寸。

34．闭三针

【穴组】十宣穴、涌泉穴、人中。

【主治】中风，昏迷不醒，休克。

【针法】十宣穴进针2分，捻针并放血3滴。涌泉穴直刺0.8～1寸，强捻针。人中直刺0.5寸。

35．脱三针

【穴组】百会穴、神阙穴、人中。

【主治】中风脱症（面色苍白、四肢厥冷、大汗如淋、脉微细迟）。

【针法】以灸为主，回阳复脉，百会穴、神阙穴用隔盐灸或隔姜灸、艾炷宜稍大。1次灸10壮。人中向上斜刺0.5～0.8寸，留针，捻针，脱三针以脉复汗止、肢暖、清醒为度，如未清醒半小时后可再针灸。

36．脑呆针

【穴组】四神针、人中、涌泉穴。

【主治】阿尔茨海默病。

【针法】四神针（见晕痛针），人中、涌泉穴（见闭三针），留针40~50分钟，每8~10分钟捻针1次，治疗1次捻转手法5~6次，每天1次，10次为1个疗程。

37．肥三针

【穴组】中脘穴、带脉穴、足三里穴。

【主治】肥胖症，尤以腹部肥大为佳。

【针法】足三里穴直刺1~1.5寸，带脉针尖向脐，皮下横刺3~3.5寸。中脘穴针尖向关元穴，沿皮下平刺2~3寸，进针后，每5~8分钟捻针1次，治疗1次捻针5~6次，留针30~40分钟，每日1次，10次为1个疗程，亦可用电针。

38．痫三针

【穴组】内关穴、申脉穴、照海穴。

【主治】癫痫，足内翻，足外翻。

【针法】均直刺0.5~0.8寸。

39．褐三针

【穴组】颧髎穴、太阳穴、下关穴。

【主治】面部雀斑，面部粉刺，黑褐斑。

【针法】颧髎穴针刺0.5~1寸，针刺方向视褐斑多的部位决定。太阳穴、下关穴（见叉三针）。

第九节 ┃ 热敏灸

一、概述

热敏灸又称热敏悬灸，是江西中医药大学陈日新教授团队基于临床、源于经典、遵循中医自身的研究规律进行理论创新的研发成果。此灸法是采用点燃的艾材产生的艾热，悬灸热敏态穴位，激发热敏灸穴位经气传导，并施以个体化的饱和消敏灸量从而大幅度提高艾灸疗效的一种新疗法。热敏灸提出了"腧穴敏化""灸之要，气至而有效""辨敏施灸"三大灸疗新概念，构建了全新的灸疗理论体系，促进了灸疗学科的发展。

（一）"腧穴敏化"新概念

陈日新教授团队在临床中发现当手持艾条悬灸患者某个腧穴时，患者会产生一些特殊感应，这些特殊感应主要包括透热、扩热、传热、局部不（微）热远部热、表面不（微）热深部热及非热感觉等六大类。这些特殊感是腧穴对艾热刺激产生的一个强度与空间的放大反应，陈日新教授团队将之称为热敏灸感，又称腧穴热敏现象，能产生这种热敏现象的部位被称为热敏腧穴。

在经典的理论依据支撑下，研究团队基于腧穴热敏现象的临床发现，大胆提出腧穴敏化论新观点：①腧穴的本质属性具有"静息"与"敏化"两种功能状态之别，而不仅是固定部位之别。②腧穴是动态的、敏化态（对外界刺激产生特殊感应）的、与疾病状态相关的、具有治疗疾病作用的体表功能位点。③敏化的体表部位是穴位，消敏的穴位是体表部位。④由于长期以来人们对腧穴概念的认识"静"重于"动"，"固定"重于"变异"，"部位之别"重于"状态之别"，以致针灸疗效的潜力远没有得到发挥。腧穴发生热敏化具有以下临床规律：①腧穴热敏现象具有普遍性，且与疾病状态高度相关。在疾病状态下，腧穴热敏现象的出现率为70%。②腧穴热敏状态具有动态性。同一腧穴不同患者，其功能状态不同，有敏化态与静息态之别；同一腧穴同一患者，但在不同病程阶段，腧穴处的热敏灸感反应的出现会发生动态变异，随着病情的好转，其敏化态即朝着静息态转化。③艾灸热敏腧穴激发经气感传具有高效性。艾灸热敏腧穴的经气感传出现率达94%。④不同病症腧穴热敏高发区有其不同的分布。如腹泻型肠易激综合征患者热敏化腧穴在天枢穴、命门穴区出现率最高；慢性前列腺炎患者热敏化腧穴在中极穴、关元穴等穴区出现率最高；慢性盆腔炎患者热敏化腧穴在腰阳关穴、关元穴等穴区出现率最高。⑤热敏位点与经穴位置并不完全重合，表现为以经穴为中心的概率分布。

（二）"灸之要，气至而有效"新概念

陈日新教授团队在临床灸疗实践中观察到艾灸热敏腧穴透热、扩热、传热等经气感传的平均出现概率为70%。艾灸确能像针刺一样发动经气感传，气至病所，提高疗效，且能够有效激发人体产生舒适、愉悦的心身情感体验。

（三）"辨敏施灸"新概念

腧穴的本质属性具有敏化态与静息态之别，敏化态腧穴对外界

具有"小刺激、大反应"的特征，辨敏施灸包括辨敏定位、消敏定量两方面。

1．辨敏定位

根据热敏灸感精准定位。在传统辨证选穴的经穴部位进行悬灸探查，当悬灸至某一部位出现热敏灸感中的1种或1种以上时，此部位就是热敏穴位的准确位置，也是艾灸的精准定位。

2．消敏定量

陈日新教授等对灸疗过程中灸时与灸感的相关性研究，揭示了灸时—灸感发生发展呈现3个时相变化，即经气激发潜伏期（艾条悬灸热敏腧穴从温和灸开始至灸性感传出现的时间）、经气传导期（灸性感传被激发后沿一定路线传导，直达病区，"气至病所"的时间）、经气消退期（灸性感传强度逐渐减弱，沿感传路线逐渐回缩，直至消失的时间）。"消敏定量"的灸量新标准以个体化的热敏灸感消失为度来确定具体的施灸时间，是根据患者机体自身表达出来的需求灸量确定的灸量标准，是最适的个体化充足灸量。

二、热敏灸特点

热敏灸疗法与传统温和灸疗法一样，都是对准穴位"悬空"而灸的悬灸疗法，但有以下本质的不同。

（一）灸感不同

热敏灸强调施灸过程中产生热敏灸感、经气感传，气至病所，而传统悬灸仅有局部和表面的热感。

（二）灸位不同

热敏灸是在热敏穴位上施灸，传统悬灸不要求辨别与选择热敏穴位施灸。

（三）灸量不同

热敏灸强调患病机体自身表达出来的需求灸量即饱和消敏灸量。而传统悬灸的灸量每次每穴一般从10分钟到15分钟，或者以局部皮肤潮红为度，往往达不到治疗个体化的最佳灸量。

（四）灸效不同

热敏灸激发经气，气至病所，实现古人"气至而有效"的要求，疗效较传统悬灸疗法有大幅度提高。

三、适应证

临床上凡是出现腧穴热敏化的疾病，无论热寒虚实，均是热敏灸的适应证。

四、禁忌证

婴幼儿、灸感表达障碍者；昏迷、脑出血急性期、大量吐（咯）血的患者；孕妇的腹部和腰骶部、感觉障碍与皮肤溃疡处；过饥、过饱、过劳、酒醉状态等。

五、操作要点

（一）操作手法

分为单点灸、双点灸、三点灸。

1. 单点灸

单点灸指对单个热敏化腧穴进行艾灸操作。根据临床操作需要，将单点灸分为回旋灸、雀啄灸、循经往返灸与温和灸。

回旋灸 用点燃的纯艾条在患者特定体表部位，距离皮肤3厘米左右，均匀地左右移动或往复回旋施灸。以患者感觉施灸部位温暖舒适为度。回旋灸有利于温热局部气血，临床操作以1~3分钟为宜。

雀啄灸 用点燃的纯艾条对准患者施灸部位，一上一下地摆动，如鸟雀啄食一样，以患者感觉施灸部位波浪样温热感为度。雀啄灸有利于加强施灸部位的热敏化程度，疏通局部的经络，从而为局部的经气激发，甚至产生灸性感传做进一步的准备。临床操作以1~2分钟为宜。

循经往返灸 用点燃的纯艾条在患者体表，距离皮肤3厘米左右，沿经络循行往返匀速移动施灸，以患者感觉施灸路线温热为度。循经往返灸有利于疏导经络，激发经气。临床操作2~3分钟。

热敏灸操作视频

温和灸 将点燃的纯艾条对准已经施行上述3个步骤的热敏化部位，在距离皮肤3厘米左右施行温和灸法，以患者无灼痛感为度。此种灸法有利于激发施灸部位的经气活动，发动灸性感传，开通经络。临床操作以完成灸感三相过程为度，不拘固定的操作时间。

2．双点灸

双点灸指同时对两个热敏化腧穴进行艾条悬灸操作。操作手法包括回旋灸、雀啄灸、循经往返灸、温和灸。双点灸有利于传导经气，开通经络。

3．三点灸

三点灸包括三角灸和T形灸，即同时对3个热敏化腧穴进行艾条悬灸操作。操作手法包括回旋灸、雀啄灸，循经往返灸、温和灸。三点灸的适用部位为颈项部、背腰部、胸腹部，如风池穴（双）与大椎穴、肾俞穴（双）与腰阳关穴、天枢穴（双）与关元穴等。三点灸有利于接通经气，开通经络。

（二）施灸前准备

1．艾条选择

根据病情需要和腧穴热敏直径的不同而选择不同直径的艾条。热敏灸使用的艾条一般规格为直径16～40毫米，艾绒精度为1：5～1：8。

2．部位选择

依据探感定位（灸感定位法）和辨敏施灸原则，选取施灸部位。

3．体位选择

体位的选择以被灸者感到舒适，充分暴露施灸部位，肌肉放松为原则。常用体位：卧位、坐位。建议首选卧位。

4．环境要求

同门诊治疗室的要求，还应设有排烟或消烟装置。环境温度应保持在24～30℃为宜。

5．灸感宣教

施灸者应要求被灸者在治疗过程中注意力集中，认真体会在艾灸过程中的灸感，并及时与施灸者沟通交流。

（三）操作方法

探感定位 热敏灸以灸感定位法确定热敏腧穴。艾热距离体表约3厘米，以传统腧穴定位为中心，在其上、下、左、右范围内施以循经、回旋、雀啄、温和组合手法进行悬灸探查，热感强度适中而无灼痛，被灸者出现6类热敏灸感中的1类或1类以上的部位，即为热敏腧穴，不拘是否在传统腧穴的标准位置上。

辨敏施灸 辨敏施灸是通过辨别热敏腧穴的灸感特点，从而选取最优热敏腧穴施灸。选优原则按下列顺序：以出现非热觉的热敏腧穴为首选热敏腧穴；以出现热敏灸感指向或到达病所的热敏腧穴为首选热敏腧穴；以出现较强的热敏灸感的热敏腧穴为首选热敏腧穴。

量因人异 热敏灸时，每穴每次施灸时间以热敏灸感消失为度，因病因人因穴不同而不同，平均施灸时间约为40分钟，这是热敏腧穴的最佳个体化每次施灸时间量。

敏消量足 只要与疾病相关的热敏腧穴存在，就需要进行疗程施灸，直至所有与该病症相关的热敏腧穴消敏，这是治疗该病症的充足疗程灸量。

六、注意事项和意外情况处理

（一）施灸前

应告知被灸者艾灸过程，消除其对艾灸的恐惧感或紧张感。

（二）施灸时

应根据年龄、性别、体质、病情，采取舒适的体位，并充分暴露施灸部位。热敏灸操作时应注意热感强度适宜，避免烫伤，注意防止艾火脱落灼伤患者，或烧坏衣物。

（三）治疗后

应告知被灸者在施灸结束后2小时之内不宜洗澡，注意保暖，避风寒。如果局部出现水疱，水疱较小时，宜保护水疱，勿使破裂，一般数日即可吸收自愈；如水疱过大，用注射器从水疱低位刺入，将渗出液吸出后，保持局部清洁，以防感染。热敏灸结束后，须将燃着的艾条彻底熄灭，以防复燃。

（四）纠偏反应与处理方法

热敏灸在调整人体紊乱的功能过程中，正邪相搏，疏通经络，少数人会出现纠偏反应，这是打破病理稳态过程中的伴发反应，常见的有以下几种。

（1）对于少数气血不畅患者，可能灸后出现短暂的嗳气，肛门排气，病痛局部疼痛加重或短暂的失眠。这种情况一般不需特殊处理。

（2）对于少数痰湿内蕴患者，可能灸后出现短暂的咳痰变多，或排稀便、黏便。这种情况一般不需特殊处理。

（3）对于少数素体郁热患者，可能灸后出现短暂的皮肤发痒，局部湿疹，大小便灼热等反应。一般停灸2~3次，上述症状消失后可继续施灸。

（4）对于少数素体较虚患者，可能灸后出现短暂的失眠或疲乏无力，发困欲睡的状态。可嘱患者多休息或喝小米温粥，以温养胃气。

（5）对于少数慢病患者，可能灸后有时出现正邪相搏引起的短暂性症状加重反应。应向患者及时宣教有关知识，消除其紧张心理。

（6）如果没有灸准热敏穴位或热敏灸感消失后继续施灸，可能会有上火现象，如口干、咽干等。一般停灸3~5次，上述症状消失后可继续施灸。

第十节 | 精灸

一、概述

精灸是采用小米粒大小的艾炷于穴位上燃烧，以此来治疗全身疾病的灸疗技术，是岭南针灸大家司徒铃教授入室亲传弟子符文彬教授在继承传统司徒氏灸的基础上，深刻挖掘中医理论精髓，通过多年临床、临证经验进一步提出的一种新的灸疗技术。该技术强调"艾炷小、壮数少"的原则，根据各种病症的需要，可合理地控制灸量及灸度。取其临证治疗精而效验，故称其"精灸"。

二、精灸特点

（一）艾绒精细

推荐使用80∶1黄金级艾绒（40千克艾草提取0.5千克艾绒）等品质较高的艾绒。

（二）艾炷精小

底面直径1～2毫米、高2～3毫米大小的艾炷，艾炷小，燃烧时产生的烟雾少，不需要排烟设施辅助，治疗环境较宜人。

（三）取穴精确

此技术由于艾炷精小，接触穴位皮肤面积小，要求施术具备准确定位经络穴位的能力。

（四）壮数精少

辨证施灸，每穴1~3壮，注意3岁以下小儿及素体羸弱者灸1壮。

（五）热力集中，渗透力强

本疗法艾炷属于直接灸疗法，艾炷精细，火力会直接接触皮肤，瞬时刺激量大，热力穿透力强。

（六）时间精短

艾炷燃烧时间为每穴5~7秒，节约时间。

（七）技术规范

关键在于统一艾炷规格，符文彬教授团队人员经过培训，长期临床实践，熟练运用该技术。

（八）精心操作

据选穴调整患者体位，用棉签蘸取万花油，以其点穴标记。施术者取适量艾绒，将其捏成：底面直径1~2毫米、高2~3毫米大小的艾炷，将艾炷置于万花油标记点上，用线香轻触艾绒将其点燃，待局部皮肤潮红、灼痛，迅速取走，每穴灸1~3壮。

三、效用

（1）温经散寒、扶阳固脱、消瘀散寒。

（2）瞬时刺激强，易激发经气。

四、精灸灸度

（一）红晕灸

灸至穴位肤潮红不发疱为度；一般烧至艾炷剩余1/2。

（二）发疱灸

灸至穴位皮肤潮红轻度发疱为度；一般烧至艾炷剩余1/4。

（三）化脓灸

艾炷在穴位皮肤燃尽；灸至化脓。

五、适应证

（1）退行性骨关节病、类风湿关节炎、带状疱疹后遗疼痛等急性、慢性痛证。

（2）失眠、抑郁、焦虑等情志障碍性疾病。

（3）哮喘、过敏性鼻炎、荨麻疹等过敏性疾病。

六、禁忌证

（1）心脏虚里处、大血管处、皮薄肉少处禁灸。

（2）孕妇下腹部与腰骶部，囟门未闭合之小儿前头部禁灸。

（3）外生殖器、乳头部禁灸。

（4）颜面、关节活动处不应采用化脓灸。

（5）外感风热、各种感染性发热、高热、脉象数急者禁灸。

（6）阴虚火旺、抽搐痉挛、极度衰弱、大病初愈及糖尿病患者禁灸。

（7）极度疲劳、情绪不稳、大汗淋漓、昏迷、温度感觉障碍者禁灸。

七、操作要点

（一）操作前备用物

艾绒、火柴/火机、线香、万花油、棉签、装水容器（装好适量水）。

（二）操作流程

（1）备好物品并告知患者。

（2）把线香点燃，固定于装水容器上；取一根棉签蘸取适量万花油备用。

（3）根据操作穴位摆好患者姿势。

（4）定位取穴，局部涂适量万花油，固定精灸艾炷，防止中

精灸操作视频

途掉落发生意外。

（5）制作艾炷，置于穴位上，线香点燃，并以押手轻刮施术穴位周围以减轻患者疼痛（需达到发疱灸的，务必与患者做好操作前沟通，取得信任并同意）。

（6）线香点燃艾炷前注意燃灰的抖落，避免烫伤患者。

（三）治疗完毕

（1）棉签蘸适量万花油涂于施术穴位，检查患者周围有无遗漏火种。

（2）熄灭线香，检查装水器内废弃艾炷是否已经全部熄灭。

（3）整理操作用具。

八、注意事项

（1）施术前应告知受术者施灸过程，消除受术者对施灸的恐惧感或紧张感。

（2）施术中应密切观察受术者状态，防止温度过高或因受术者活动导致灸具脱落发生烧烫伤。

（3）施术后宜嘱受术者休息后缓慢坐起，继续休息5~10分钟后方可离开治疗室，避免出现体位性眩晕；注意晕灸的发生，如发生晕灸现象应及时处理；受术者在精神紧张、大汗、劳累后或饥饿时不宜用本疗法；嘱受术者灸后宜注意保暖，避免受寒，适当休息，避免熬夜。

第十一节 ᛃ 温阳灸

一、概述

温阳灸是以艾灸床为工具，利用艾草的热力及药理作用对人体多条阳经同时进行大面积、多穴位的温煦，具有扶正回阳、益肾壮骨、散寒除湿、祛风止痛、活血通络的作用。

阳经，分布于躯干背面和四肢外侧。其中督脉为"阳脉之海"，总督诸阳。温阳灸以温煦督脉为主，以统摄全身的阳气和真元，调节人体全身阳经的经气，辅以濡养全身六阳经。

二、温阳灸特点

（一）温阳灸工具特点

1. 艾饼

使用模具压制而成，可以增加艾燃烧过程中的聚热力和穿透力，同时降本增效（图2.6）。

2. 艾灸床

现代科技与中医药技术的融合。在平板床的特定部位上开窗，窗格处布有滤网，在窗的下方安置有艾灸盘，治疗时将制好的艾饼放入艾灸盘中，并点燃。人仰卧于艾灸床上，身上盖上隔烟罩，罩住全身（除头面部）。使用它可以实现安全点火、调节升降、安全控温、净烟祛味的目的（图2.7）。

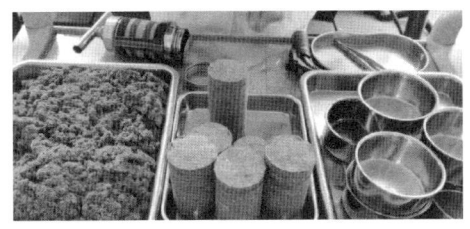

图2.6　艾饼

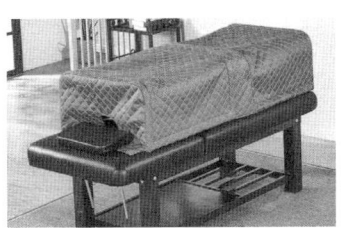

图2.7　艾灸床

（二）临床操作特点

温暖　利用艾热打通督脉，输布各阳经，疏通腠理，温补阳气，患者全程感觉暖和舒适，尤其适合寒证、湿证、阳虚证患者。

舒适　本疗法为无创伤性治疗，患者治疗时取仰卧位，体位舒适，肌肉放松，做到了"睡一觉病除"。

疗效佳　对人体多条阳经同时进行大面积、多穴位的艾灸温煦，治疗效果增强，且同时可治疗多种疾病，如在治疗腰痛的同时可以治疗月经不调，在治疗肩周炎的同时可以治疗膝关节病等。

三、适应证

临床适应证广泛，如颈椎病、肩周炎、腰椎间盘突出症、腰椎管狭窄症、急慢性腰扭伤、腰肌劳损、强直性脊柱炎、风湿性关节炎、感冒、咳嗽、头痛、眩晕、失眠、中风后遗症、腹胀、便秘、月经不调、痛经、盆腔炎、更年期综合征等，以及阳虚型、寒湿痹阻型、寒凝阻滞型、气滞血瘀型等证型的病症。

四、禁忌证

（1）过饥过饱、醉酒、精神过度紧张者禁灸。

（2）怀孕、崩漏者禁灸。

（3）严重的过敏性、感染性皮肤病者，哮喘或出血性疾病者不宜灸。

（4）诊断为实热证者禁灸。

五、操作要点

（一）体位

仰卧位。

（二）消毒

艾灸床使用后用紫外线灯照射消毒；隔烟罩为布质，用后清洗消毒。

（三）温阳灸的温度和时间

以患者感觉温暖舒适为度，治疗时间约1小时。

温阳灸操作视频

（四）基本操作方法

（1）将压制好的艾饼置于灸盒内，艾饼高度与灸盒平齐。

（2）将灸盒置于艾灸盘里，点燃艾饼，摇动升降把手将灸盘摇至最高位。

（3）接通吸烟机电源，扶患者仰卧于艾灸床上，盖上隔烟罩。

（4）待患者感觉热量稳定后，再根据患者温度感觉将艾灸盘调至合适的高度。治疗过程密切听取患者的反馈，适时调整高度。

（5）艾饼燃烧完毕，患者感觉温度下降到无明显温热感，停止灸疗，扶患者起床。

六、注意事项

（1）操作前对患者做好充分的评估，对于温度感觉迟钝的患者慎做此项操作；操作过程中注意控制温度，询问患者感受，患者感觉过烫或有疼痛感时，应及时摇动床把手，调整艾灸盘的高度，必要时停止治疗，防烫伤。

（2）治疗过程中注意观察患者的神色，询问患者感受，若患者出现头晕不适应即时停止操作，可及早采取处理措施；对初次接受治疗或精神过度紧张，身体虚弱者，应先做好解释安抚，消除患者的顾虑和恐惧；同时选择舒适的体位，最好可以取仰卧位；饥饿、疲劳、大渴时，应在进食、休息、饮水后再行治疗。治疗时间不宜过长，最长不超过1小时。

第十二节 ｜ 雷火灸

一、概述

　　雷火灸，又称雷火针，最早见于明代李时珍的《本草纲目》，属于灸疗的一种。雷火灸艾条（柱）主要由木香、沉香、乳香、麝香、干姜、茵陈、羌活、川乌及雄黄等中药粉末制成，其燃烧时会产生大量的药力因子、热辐射力和远近红外线，三者共同作用于病灶及其邻近组织或腧穴，具有活血化瘀、通关利窍、疏通经络的功效。20世纪90年代初期，由重庆赵氏雷火灸传统医药研究所所长赵时碧主任医师结合自身数十年的临证经验，在传统雷火灸的理论基础上创新发展而成"赵氏雷火灸"，后逐渐在重庆地区推广，成为治疗风寒湿邪所致痹病的一种中医特色疗法。

　　雷火灸以悬灸的方式刺激穴位，利用热效应激发经气，促使局部皮肤毛孔开放，助药力透达至经络穴位内，起到舒筋活络、活血利窍、改善周围组织血液循环的作用。相关研究提示，雷火灸燃烧时产生的红外线和近红外线可在人体面（病灶周围）、位（病灶位）、穴形成高浓药区，在热力的作用下，药效渗透到组织深部调节机体功能，可活化人体穴位内生物分子氢键产生受激相干谐振吸收效应，通过神经、体液系统传递人体细胞所需的能量，达到温通经络、祛风散寒、活血化瘀、散瘿散瘤、扶正祛邪等功效。

二、雷火灸特点

（一）药力峻猛

药物在燃烧时，由于其药力峻猛、渗透力强，各种不同配制的药物分子因未被破坏，会迅速吸附在人体表层，通过一定时间的熏烤，在皮肤周围形成高浓药区，渗透到腧穴内，通过人体经络传导（循经感传的作用）。

（二）火力强

雷火灸艾条燃烧时具有独特的热力，最强温度可达到240℃左右。

（三）能形成红外线

雷火灸艾条燃烧时产生大量远近不等的红外线，组成了一个大红外线网。

三、雷火灸手法

（一）雀啄灸

将艾条燃着端对准穴位区一起一落地进行灸治。施灸动作类似麻雀啄食。此法热感较其他悬灸法为强，多用于急症和较顽固的病症。

（二）小回旋灸

雷火灸火头对准应灸的部位或穴位，作固定的小回旋打圈。此种方法若采用顺时针方向旋转，多用于泻法；若采用逆时针方向旋转，多用于补法。

（三）螺旋形灸法

雷火灸火头对准应灸部位中心点，逐渐由小到大旋转，可旋至碗口大。反复使用由小而大的操作方法，按顺时针螺旋形方法旋转，多用于泻法；若按逆时针反向进行螺旋形反复旋转，多用于补法。

（四）横行灸法

左右摆动进行施灸，当距离皮肤1~2厘米，多用于泻法；距离皮肤3~5厘米，多用于补法。

（五）纵向灸法

上下摆动进行施灸，施灸时，上下移动火头，距离皮肤1~2厘米，多用于泻法；距离皮肤3~5厘米，多用于补法。

（六）斜向灸法

灸条火头斜形移动，距离皮肤1~2厘米，多用于泻法；距离皮肤3~5厘米，多用于补法。

（七）拉辣式灸法

医者用左手三指平压软组织，向中心线外侧移动，雷火灸距离皮肤2厘米，保持红火，跟着医者的手在患者皮肤上熏烤。每个方位每次拉动距离不少于10厘米，拉动次数为3~5遍为佳。

（八）泻法

当艾灸灸疗时间超过了半小时，药量增大，渗透加深，就会起到泻法的作用，尤其是超过1小时以后的温灸法就会成泻法。

（九）摆阵法

运用温灸器、艾盒等在患者身上摆阵。可以摆横阵、竖阵、斜阵、平行阵、丁字阵等。

四、适应证

适用于灸疗的所有适应证，优先推荐以下病症。

（1）各种痛证：筋伤、骨伤、软组织损伤、肩周炎、颈椎病、腰椎间盘突出症、风湿性关节炎等。

（2）寒凝气滞引起的疾病：痛经、月经不调、宫寒不孕、胃寒、胃痛、腹泻、五更泻等。

（3）老年功能退行性病变：前列腺增生、习惯性便秘等。

（4）中风后遗症：偏瘫。

（5）美容养颜、日常保健等。

五、禁忌证

（1）极度疲劳、情绪不安、大汗淋漓者禁灸。

（2）急性及危重症患者，患传染病、高热、昏迷、抽搐期间、极度衰竭者禁灸。

（3）急性扭伤24小时内局部肿胀明显者，及其他外伤有皮肤破损或红肿者禁灸。

（4）皮肤感觉障碍者或迟钝者慎用。

（5）孕妇慎用，或在医生指导下使用。

（6）女性经期不宜施灸（治疗月经病者除外）。

（7）皮肤高度过敏或有溃破者禁灸。

六、常见问题处理

（1）艾灸后出现"上火"的处理：多喝水，减少灸量。

（2）艾灸后出现灸疮的处理：①小水疱。主要注意不要擦破水疱，可以让水疱自然吸收。②较大的灸疮。可用消毒针头刺破，放出灸疮内液体；或用无菌注射器抽出灸疮内液体，再外涂烫伤膏。

第十三节 ｜ 温通刮痧

一、概述

温通刮痧是将艾灸、刮痧、推拿、热疗几种中医疗法结合在一起的一种中医技术。与传统刮痧相比，温通刮痧不仅具有刮痧的疏通经络、解表祛邪、开窍醒脑、清热解毒、行气止痛等功效，也有艾灸的温通经脉、调和气血、调理阴阳、扶正祛邪作用；同时也兼备按摩、热疗放松肌肉、缓解精神紧张、刺激血液循环、改善淋巴循环的功能。

温通刮痧以《黄帝内经》中的经络理论为理论基础，以温为通，以灸为补，以刮为疏，达到温通经脉、调和阴阳气血、扶正祛邪、治病养生的目的。《灵枢·海论》曰："夫十二经脉者，内属于脏腑，外络于肢节。"根据温通刮痧产生的痧象和刮拭过程中的阳性反应部位，可进行经络、脏腑病位诊断，寒、热、虚、实病性辨别。

二、温通刮痧特点

（一）温通刮痧工具及常用介质特点

（1）专用艾柱：艾柱艾绒纯度高，操作过程中艾灰不掉落，保证了治疗的安全。

（2）温通刮痧杯：杯口为刮痧设计，可以刮痧、点穴、拨筋；杯身设有乳珠，可进行按摩；艾柱与杯口保持2.5厘米的安全距离，直接作用于熏灸部位；陶瓷杯口可以最大程度地将艾的药性和灸火的热效应性聚拢于治疗腧穴。刮痧的同时进行艾灸，避免了因刮痧清泻祛邪太过或体质虚刮痧出现头晕、虚弱、疲乏等症状。

（3）常用介质：万花油、温通膏、健步止痛油、精油、刮痧油等。

（二）临床操作特点

（1）温：在温通刮痧杯中插入艾柱并燃烧，在刮痧的同时进行艾灸，利用艾热打开穴道经络，疏通腠理，患者全程感觉受刮部位暖和舒适，无痛苦。

（2）度：刮拭经络的刮拭长度一般为8~15厘米，治疗的经络较长，可分段刮拭。

（3）循经：循经刮拭。整体刮拭顺序和方向是自上而下、从内往外。先头面后手足、先腰背后胸腹、先上肢后下肢；先阳经，后阴经；先身体左侧，后身体右侧。（注意：肢体浮肿、静脉曲张、内脏下垂的患者，可采用从下往上的逆刮法。）

（4）灵活：根据患者年龄、体质、病情、病程及刮痧治疗部位灵活掌握刮拭时间。一般每个部位刮3~5分钟，最长不超过20分钟。对于一些不出痧或出痧少的患者，不可强求出痧，以患者感觉舒适为原则。

三、适应证

临床适应证广泛，涉及内科、外科、妇科、儿科各类痛证或症状调理，如颈肩腰腿疼痛，强直性脊柱炎、风湿性关节炎、感冒、咳嗽、头痛、眩晕、失眠、中风后遗症、腹胀、便秘、耳鸣、过敏性鼻炎、黄褐斑、月经不调、痛经、盆腔炎、更年期综合征等。

四、禁忌证

（1）出血性疾病者禁用。

（2）相应药物过敏者禁用。

（3）重度骨质疏松患者禁用。

（4）操作部位皮肤破损者禁用。

（5）怀孕、崩漏者禁用。

（6）既往有严重头颈部外伤病史、颈椎结核、脱位、半脱位、骨折及需要排除骨关节的其他器质性疾病者禁用。

（7）有严重心、脑、肺、肾疾病者禁用。

五、操作要点

（一）用具的选择

选用专用艾柱和温通刮痧杯，根据患者的辨证分型选用药物介质。

温通刮痧操作视频

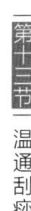

137

（二）体位

患者体位以舒适体位为佳。暴露治疗部位，必要时用屏风遮挡，注意保暖。

（三）消毒

温通刮痧杯每次使用后应用75%酒精纱块擦拭消毒，晾干备用。

（四）刮拭的角度和速度

根据治疗腧穴、经络所在的具体位置、患者体质及病情、刮拭手法等实际情况灵活掌握。具体见基本操作手法。

（五）基本操作手法

1．刮拭手法

1）单边刮法

【方法】一边杯口接触皮肤，杯口与皮肤的角度大约呈15°，进行刮拭。

【临床应用】适用于人体颈部、肩胛部、胸腰背部、腹部、四肢关节处和面部等。

2）平推法

【方法】整个杯口接触皮肤，平推刮拭，注意操作时按压力度要大，刮拭速度要慢。

【临床应用】适用于腰背部、臀部、大腿等肌肉丰厚部位。

3）点拨法

【方法】杯口与皮肤的角度大于45°，沿经络做按摩拨动，注意要由轻到重逐渐加力，力度尽量要渗透到皮下组织或肌肉。

【临床应用】适用于骨缝粘连处。

4）揉刮法

【方法】杯口与皮肤所呈角度小于15°，做柔和的旋转刮拭，注意刮拭力度要均匀，速度要缓慢柔和。

【临床应用】适用于消除结节、疼痛等阳性反应。

5）滚刮法

【方法】用温热的杯身做滚刮推拿。滚刮法穿插在整个治疗过程中。

【临床应用】适用于腰背部、臀部、大腿等肌肉丰厚部位，或不受力的身材单薄的患者。

2．补泻手法

1）补法

【方法】刮拭按压力小，速度慢。

【临床应用】多用于年老、体弱、久病或形体消瘦的虚证患者。

2）泻法

【方法】刮拭按压力大，速度快。

【临床应用】多用于年轻、体壮、新病、急病或形体壮实的实证患者。

3）补平泻法

【方法】亦称为平刮法，有3种刮拭手法：按压力大，速度慢；按压力小，速度快；按压力中等，速度适中。可根据患者的病情和体质灵活选用。

【临床应用】常用于正常人保健或治疗虚实夹杂证的患者。

六、注意事项

（1）操作前注意检查温通刮痧杯的表面、边缘有无破损，若有即时弃用；治疗前注意充分评估患者，对于有出血性疾病的患者、温度感觉迟钝的患者不宜进行此项操作；治疗过程中注意力度稳定、适宜，对于一些不出痧或出痧少的患者，不可强求出痧，以患者感觉舒适为原则，每个部位的刮拭时间最长不超过20分钟；注意控制温度，观察皮肤情况及询问患者感受，患者感觉过烫或有疼痛感时应及时移开温通刮痧杯。每次治疗后应待痧斑消退后才能进行下一次治疗。

（2）治疗过程中注意观察患者的神色，询问患者感受，若患者出现头晕等不适应即时停止操作，及早采取处理措施；对初次接受治疗或精神过度紧张，身体虚弱者，应先做好解释安抚，消除患者的顾虑和恐惧；同时选择舒适的体位，最好可以取仰卧位；饥饿、疲劳、大渴时，应在进食、休息、饮水后再行治疗。

第十四节 | 易罐

一、概述

易罐是钟士元教授根据拔火罐的原理设计的，已获得发明专利，其使用硅橡胶材料加以纳米科技制作，使用时不必用火点燃及借用其他工具，可以随意吸附在身体肩、肘等关节并做运动，具有舒筋活络、活血化瘀、祛风除湿等功效，能预防、治疗临床上多种病种。此外，易罐可随意变形，具有较强的吸附力，吸附在腰背部时可同时带罐行走活动，较火罐更受患者的青睐。

二、易罐的作用机制

易罐的主要作用是通过负压吸附体表引起局部组织充血及皮下轻微的瘀血，对机体产生良性刺激，促进局部血液循环和物质交换，调节机体的疼痛中枢，提高痛阈值，并通过吸罐后进行手法操作及机体活动，可松解患处皮下肌筋膜组织粘连，增加组织间滑动，达到解痉止痛，降低末梢神经张力，消除皮神经卡压的效果。

（一）传统中医学认识

中医认为人体的五脏六腑通过静脉相互沟通，外络四肢百骸，经络贯穿表里内外上下，把人体全身组织器官联系为一个有机整体。吸罐以经络腧穴为理论基础，通过罐具负压吸附在体表相关经络腧穴处，可以激发经气，刺激穴位，开泄腠理，引邪外出；正如清代赵学敏在《本草纲目拾遗》中提到"罐得火气合于内，即牢不可脱，肉上起红晕，罐中气水出，风寒尽出"。负压吸罐有疏通经络、祛湿逐寒、行气活血、舒筋活络、消肿止痛等功效。

（二）现代医学研究

目前研究认为吸罐的作用机制主要与负压效应、促进局部血液循环疼痛闸门控制、提高痛阈值、调节机体免疫力等有关。

三、适应证

易罐能舒缓各种症状，如头痛、颈痛、肩痛、背痛、网球肘、膝关节痛、月经痛、便秘及疲劳等，可以选择在酸痛部位先吸上易罐后运动等方法。

四、禁忌证

（1）下列情况禁止使用易罐：血友病、白血病、重度贫血、血小板减少症等血液疾病。

（2）下列情况均不宜使用易罐：外伤骨折部位、静脉曲张部位、瘢痕处、血管浅显处、前后二阴部位、孕妇及月经期妇女的腹部，活动性肺结核、血压过高、心脏病、心力衰竭、呼吸衰竭，过饥、过饱、过劳，皮肤有过敏、创伤、溃疡、水肿等。

（3）5岁以下儿童慎用。

五、操作要点

（一）易罐的基本使用方法

1．负压法

先把易罐放在皮肤表面，用拇指按下，直至易罐中央接触到表皮后再放手。

2．中负压法

用双手把易罐捏扁后再接触到皮肤。

3．高负压法

把易罐往内翻，使易罐中央接触到表面后，再把易罐外翻，使易罐边缘紧贴皮肤后放手。

（二）易罐的进阶使用方法

1．闪罐

先用手指快速挤压易罐顶部使之变扁，松手后当易罐恢复原状，马上用拇指和食指对捏易罐的两边，使罐松下来。按照以上的方法，连续在保健部位周围重复，至皮肤潮红为度。

2．摇罐

把易罐吸附在保健部位后，用五指轻扣在易罐的周围，然后反复做左右的摇动。

3．抖拉罐

把2～6个易罐吸在保健部位后，再分别用五指轻扣在易罐的周围，把相邻的两个易罐向相反的方向拉至皮肤绷紧，持续3～5秒后，再把易罐向左右方向抖动数下，抖动的方向要相反。

4．淡化使用易罐后皮肤表面出现的红印

红印是由于血流增加，代谢废物被带走而出现的现象。在有红印的周围连续用"闪罐"的方法有助于红印减退。

六、注意事项

（1）根据所吸部位的面积大小而选择大小适宜的易罐。

（2）初次使用1分钟，以后根据身体状况逐渐延长时间，但单个部位使用时间不宜超过5分钟。

（3）起罐后，如局部潮红、瘙痒，不可乱抓，数小时至数日后即可自行消散。

（4）易罐使用后，如局部皮肤有水疱、水珠、出血点、瘀血等均属正常治疗反应。水疱轻者须防止擦破，待自然吸收即能消退。水疱较大可在水疱根部用消毒针刺破放水，敷消毒纱布以防感染。

（5）因精神紧张、饥饿、体位不当或吸力过大时，使用者出现面色苍白、恶心欲吐、多汗心慌、四肢发冷等现象，此为晕罐。应立即起罐，使患者平卧，注意保暖。休息片刻，饮温开水或糖水后即可恢复。

（6）吸罐后如出现发热、发紧、凉气外出、温暖、舒适等均属正常现象。如吸罐处出现过紧、灼热、难受等感觉时，可能吸力过大或此处不适宜吸罐。应起罐重吸或改变吸罐的位置，或改用其他型号易罐。

（7）吸罐、起罐时应注意保证室内温度不宜过低，应避开风口，防止受凉。

（8）易罐使用时如出现吸不上或吸上后缓慢漏气，请检查治疗部位与易罐本身是否存在异物、罐体缺损，吸罐部位皮肤松弛、汗毛较重、皮肤干燥等情况。

（9）使用前先以清水洗易罐，再用75%酒精消毒为宜。

第三章
九种体质中医治未病特色疗法

第一节 | 平和质

平和质为强健壮实的体质状态，表现为体态适中，面色红润，精力充沛状态。

一、平和质形成因素

平和质是中医体质理论体系中最理想的状态，是人体各个系统之间相互协调、平衡，保持健康状态的体质类型，具有平和、稳定、协调三大特性。平和质形成因素主要有先天因素、后天因素两个方面。

（一）先天因素

先天因素是形成平和质的根本原因。

（二）后天因素

后天因素包括饮食、生活习惯、环境、情绪等诸多方面，都会对平和质产生影响。

饮食　饮食习惯是影响平和质的一个重要因素。饮食不当容易引起体内阴阳失衡，导致身体出现各种疾病。如饮食清淡、富含营养的食物对平和质有利。

生活习惯　生活习惯是保持平和质的关键。例如，充足的睡眠和适度的运动有助于身体内部的平衡，而熬夜、过度劳累则容易导致内分泌紊乱，打乱平衡状态。

环境　环境因素也会影响到平和质。例如，工作环境各有不同，接触到不同的物品可能会对身体产生不同的影响。空气质量、气温、水质等环境因素也会对身体产生影响。为了保持平和的状态，需要避免接触到有害物质，保持清新的空气、舒适的温度和安全的水源。

情绪　情绪方面的影响对平和质也是十分重要的。情绪波动过大，容易影响到身体内部的平衡。例如，长期的情绪焦虑、抑郁会造成到身体内部七情失衡。

二、平和质人群特点

（一）性格特点

性格随和开朗，情绪稳定。

（二）对外界的适应能力

对于环境和气候的变化适应能力比较强。

（三）四诊特点

面色、肤色润泽，头发稠密有光泽，目光有神，鼻色明润，嗅觉通利，味觉正常，唇色红润，精力充沛，不易疲劳，耐受寒热，睡眠安和，胃口良好，二便正常，舌色淡红，苔薄白，脉和有神。

（四）患病倾向

平素较少患病。生病以后，对治疗的反应敏感，自我康复能力强。

三、平和质人群中医特色疗法干预方案

（一）针刺疗法

针刺疗法是通过刺激穴位，调整身体的气血和经络，从而达到调节体内阴阳平衡，促进营卫之气，调整五脏六腑功能的作用。干预平和质的过程中，着眼于强壮身体，增进机体代谢能力，旨在养生延寿。

选穴多以具有强壮功效的穴位为主；欲增强某一方面机能者，可用单穴，以突出其效应；欲调理整体机能者，可选一组穴位，以增强其效果。施针宜和缓，刺激强度适中，不宜过大。一般说来，留针不宜过久，得气后即可出针，针刺深度也应因人而异，年老体弱或及小儿，进针不宜过深；形盛体胖之人，则可酌情适当深刺。遇过饥、过饱、酒醉、大怒、大惊、劳累过度等情况时，不宜针刺；孕妇及身体虚弱者，不宜针刺。

1．足三里穴

为全身性强壮要穴，可健脾胃、助消化，益气增力，提高人体免疫机能和抗病机能。

【定位】小腿前外侧，当犊鼻穴下3寸，距胫骨前缘一横指（中指）。

【主治】胃痛，呕吐，噎膈，腹胀，泄泻，痢疾，便秘，乳痈，肠痈，下肢痹痛，水肿，癫狂，脚气，虚劳羸瘦。

【配伍】配中脘穴、梁丘穴治胃痛；配内关穴治呕吐；配气海穴治腹胀；配膻中穴、乳根穴治乳痈；配阳陵泉穴、悬钟穴治下肢痹痛。

【刺灸法】直刺1～2寸。可单侧取穴，亦可双侧同时取穴。

2．三阴交穴

此穴对增强腹腔诸脏器，特别是生殖系统的健康，有重要作用。

【定位】在小腿内侧，当足内踝尖上3寸，胫骨内侧缘后方。

【主治】肠鸣腹胀，泄泻，月经不调，带下，阴挺，不孕，滞产，遗精，阳痿，遗尿，疝气，失眠，下肢痿痹，脚气。

【配伍】配足三里穴治肠鸣泄泻；配中极穴治月经不调；配子宫穴治疗阴挺；配大敦穴治疝气；配内关穴、神门穴治失眠。

【刺灸法】直刺1～1.5寸。孕妇禁针。

3．关元穴

保健要穴，有强壮作用。

【定位】在下腹部，前正中线上，当脐中下3寸。

【主治】中风脱证，虚劳冷惫，羸瘦无力，少腹疼痛，霍乱吐泻，痢疾，脱肛，疝气，便血，溺血，小便不利，尿频，尿闭，遗精，白浊，阳痿，早泄，月经不调，经闭，经痛，赤白带下，阴挺，崩漏，阴门瘙痒，恶露不止，胞衣不下，消渴，眩晕。

【配伍】配气海穴、肾俞穴（重灸）、神阙穴（隔盐灸）急救中风脱证；配足三里穴、脾俞穴、公孙穴、大肠俞穴治虚劳、里急、腹痛；配三阴交穴、血海穴、中极穴、三阴交穴治月经不调（冲任不固，针用补法）；配中极穴、大赫穴、肾俞穴、次髎穴、命门穴、三阴交穴治男子不育症、阳痿、遗精、早泄、尿频、尿闭、遗尿（肾阳虚衰、针补法或艾灸）；配太溪穴、肾俞穴治泻痢不止、五更泻。

【刺灸法】直刺0.5~1寸；可灸。

4．气海穴

此穴为保健要穴，常针此穴，有强壮作用。

【定位】在下腹部，当脐中下3寸，前正中线旁开0.5寸。

【主治】月经不调，白带，小便不通，泄泻，痢疾，腰脊痛，阳痿。

【配伍】配天枢穴、大肠俞穴主消化不良；配中极穴、阴陵泉穴、膀胱俞穴主五淋、小便不利；配气海穴、三阴交穴、肾俞穴、血海穴治月经不调、血带、宫冷不孕、先兆流产、阳痿、不育症。

【刺灸法】直刺或斜刺0.8~1.2寸；可灸。

（二）灸法

平和质人群患病概率少，但可通过灸法来增强体质。《扁鹊心书》中即指出"人于无病时，常灸关元、气海、命门、中脘，虽未得长生，亦可得百余岁矣"。说明古代医家在运用灸法进行保健已有丰富的实践经验。

灸法的主要作用是温通经脉，行气活血，培补先天、后天，调和阴阳，从而达到强身、防病、抗衰老的目的。不仅用于强身保健，亦可用于干预平和质人群。

灸法的作用：①温通经脉，行气活血；②培补元气，预防疾病；③健脾益胃，培补后天；④升举阳气，密固肤表。

灸法一般多用艾灸。艾为温辛、阳热之药。其味苦、微温、无毒，主灸百病。灸用以陈旧者为佳。点燃后，热持久而深入，温热感直透肌肉深层，一经停止施灸，便无遗留感觉，这是其他物质所不及的。因而，艾是灸法理想的原料。

艾灸可分为艾炷灸、艾条灸、温针灸、温灸器等；从方法上分，又可分为直接灸、间接灸和悬灸三种。可根据体质情况选好穴位，艾灸时间可在3～5分钟，最长到10～15分钟为宜。一般说来，强身健体艾灸时间可略短；病后康复，施灸时间可略长。春、夏二季，施灸时间宜短，秋、冬宜长；四肢、胸部施灸时间宜短，腹、背部位宜长。老人、妇女、儿童施灸时间宜短，青壮年则时间可略长。

【施术穴位】足三里穴、神阙穴、中脘穴、涌泉穴。

【治疗频次】艾条灸每穴15～20分钟，以皮肤潮红为度；艾炷灸每穴3～7壮；温针灸每穴1～3段艾条；温灸器灸每个部位15～30分钟。

第二节 | 气虚质

　　气虚质是指元气不足，以气息低弱，机体、脏腑功能状态低下为主要特征的体质状态，主要表现为以神疲、乏力、气短、自汗等。

一、气虚质形成因素

　　中医理论认为，先天禀赋是决定体质的重要内在因素，而饮食、情志、环境等后天因素是形成气虚质的重要外在因素。先天禀赋主要为先天不足，这与父母体质虚弱，年老受孕，母亲孕期缺乏营养或早产有关。而后天饮食失宜、起居失宜、情志异常、环境、过度劳累或安逸等也与形成气虚质有关。

（一）先天因素

　　先天因素在一定程度上决定了个体的气虚质。《灵枢·天年》曰："人之始生……以母为基，以父为楯。"《幼幼集成·胎病论》曰："胎弱者，禀受于气之不足也。子于父母一体而分，而禀受不可不察。"先天本弱，强调了父母体质对于小儿体质的影响。研究表明，气虚质在某些家族中有遗传的倾向。例如，某些家族中多个成员都表现出明显的气虚证候，这说明遗传因素在气虚质的形成中具有一定的作用。遗传因子的不同表达可能导致体质差异，进而影响气血的运行和人体的健康状态。

　　孕育时父母体弱、早产，人工喂养不当等也可影响胎儿的体质。如明代武之望在《济阴纲目》中提出"受妊之后……儿从母气，不可不慎也"。受孕之后母亲应谨慎自己的所有日常行为，如饮食不节、营养不足等导致脏腑功能衰弱，气血不足以供养胎儿，也可导致子代出现气虚体质。

（二）后天因素

1. 饮食失宜

不良的饮食结构易损伤脏腑功能形成偏颇体质，而导致气虚质形成的主要因素包括饮食过饱和饮食过少。脾胃是化生气血的源泉，人体所摄入的所有食物的消化、吸收、排泄等过程均有赖于脾气的推动和激发。正所谓"饮食自倍，脾胃乃伤"，摄入过量食物，脾胃的承受能力负载不了，则会损伤脾胃。而长期饮食过饱耗伤体内元气的同时，还会导致气的生成不足，最终形成气虚质。中医讲，饮食应谨和五味，荤素搭配，人体所需营养才均衡，机体才富盛。正所谓《三元参赞延寿书·人元之寿》曰："饥则伤胃。"《饮膳正要·养生避忌》曰："饥则伤气。"若食物摄入过少，脾胃则会化生气血无源，气血生成不足便无法满足机体的生命活动。若长期处于饮食过少即饥饿的状态，久之便会造成或加重气虚质。另外长期的不良生活习惯，如吃夜宵、吃辛辣刺激食物等，都会导致人体内气血消耗过多，从而产生气虚质。

2. 起居失宜

适当的休息是强筋健骨，活络气血，缓解身心疲劳的必要内容。但由于现代社会的快节奏生活和高压工作环境使得人们常常处于紧张、焦虑的状态，导致过劳过逸、起居失宜逐渐成为普遍现象，这种起居失常，会损伤脏腑，导致脏腑之气虚弱，促生气虚质，还易被外邪侵袭，进而影响人体的气血运行，导致气虚质的形成。正如《鸡峰普济方》曰："起居失节……致脾胃之气不足。"《医述》曰："起居失宜……脏腑之气先虚。"《医灯续焰·病家须知》曰："起居不谨则风露侵。"劳逸适度是起居有节的一部分，日常生活中只有起居有常、劳逸适度才能保持健康的体魄。过劳（包括劳力过度、劳神过度、房劳过度），则会消耗脏腑精津气血，使功能减退而形成虚性体质，即"劳则气耗"。身体长期处于劳累的状态，同时大脑也处于无休止的工作状态，身体过劳的同时神志也过劳。这种状态不仅损伤筋骨，还消耗体内之气，形成气虚质。另外过逸，缺乏一定的运动量，亦会造成气虚质的偏颇。《推求师意》曰："安逸久坐久卧皆伤其气。"《脉诀汇辨》曰："饱食终日，无所运动，多伤于脾。脾主肌肉，故病生焉。"坚持运动才能促进脾的功能活动正常进行。"久坐伤肉""久卧伤气"，长期运动过少，不仅伤肉还耗人身之气，可促生或加重气虚质。

3．情志异常

情志以五脏精气血为基础产生，情志的异常易影响气的运行，进而导致气虚体质的产生。《素问·阴阳应象大论》云："人有五脏化五气，以生喜怒悲忧恐。"中医理论中以七情分属于五脏，心"在志为喜"、肝"在志为怒"、脾"在志为思"、肺"在志为忧"、肾"在志为恐"。正常的情志活动有利于各脏腑协调发展，不良的情志活动则会影响气血。当突然、强烈或持久的情志刺激作用超过了人体所能调节的范围，则影响脏腑功能而产生病理变化，比如怒伤肝、喜伤心、思伤脾、悲伤肺、恐伤肾等；亦影响脏腑气机，引起气机失调、气血逆乱，比如"怒则气上""喜则气缓""悲则气消""恐则气下""惊则气乱""思则气结"。

故《石山医案》提出"况人于日用之间，不免劳则气耗，悲则气消……喜则气缓。凡此数伤，皆伤气也。以有涯之气，而日犯此数伤，欲其不虚难矣"。强调日常生活中应特别注意情志的调摄，以防伤气，避免体质偏颇。若这些不良的精神情志刺激长期作用于人体而得不到恢复，气日以衰，即可形成气虚质。

4. 年龄因素

人从出生起会经历"生长壮老矣"的过程，各个生理阶段体质特点亦各不相同。小儿为纯阳之体，犹如初生之旭日，生长迅速而旺盛，但万全在《幼科发挥》中提出小儿"肝常有余，脾常不足；心常有余，肺常不足，肾常虚"。小儿脏腑娇嫩，脾肺肾三脏常不足。因肺脾肾三脏是生成气的主要脏器，此三脏虚易致气生成不足而形成气虚体质。到中年，"四十岁，五脏六腑十二经脉，皆大盛以平定，腠理始疏，荣华颓落，发颇斑白，平盛不摇，故好坐"，正如《扁鹊心书》云："凡人至中年，脾气虚弱。"此期脏腑功能由盛极而转衰，体质渐弱，免疫功能减低，抗病能力下降，说明中年期是气虚质易形成的年龄阶段。待到老年，五脏功能更见衰退，形体亏损，也易形成气虚质。

5. 环境因素

环境因素也对气虚质的形成起到一定的影响。《灵素节注类编·五方同病异治》就曾提出"五方风土生民，气质各有不同，此常理也"。人体之气随环境的改变而变化，地域不同，体质也有差异。《侣山堂类辩》云："西北主收藏之气，其气多虚。"部分调查研究证实，高原地区较其他地区就更易出现气虚质。这可能因高原地区海拔高，空气稀薄，导致人体之气生成过少，日久则形成气虚质。研究也发现，东北地区和西部高原地区的人较易出现气虚质。这可能与东北冬季长，气温低有关。

6. 其他因素

中医讲，"正气存内，邪不可干；邪之所凑，其气必虚"。疾病会通过损伤人体正气的方式来影响人的体质。《温疫论》曰："凡人大劳、大欲，及大病、久病后，气血两虚。"《圣济总录》曰："久病之人，气形羸弱。"故人在大病、久病以后，人体之气大量被消耗，从而易出现气虚体质。临床可见：慢性、消耗性疾病患者因病久迁延，津气暗耗，气血亏虚；病至后期往往脏腑功能衰弱，气的生成不足，进而促进气虚体质的形成。临床研究表明，多种慢性疾病，如慢性咽炎、糖尿病、冠心病等，其体质分布多以气虚质为主。另外不合理使用药物亦会导致体质的偏颇。临床上合理用药能促进身体的恢复。但若长期使用清热药、涌吐药等寒性或伤津类药物，则会影响脾胃，伤津耗气，从而促生气虚质。另外不同的职业对气虚质的形成也有影响，长期从事体力劳动者，如农民、搬运工，或者无业者，都是气虚质的高危人群。

二、气虚质人群特点

（一）性格特点

性格内向、情绪不稳定、胆小、不喜欢冒险。

（二）对外界的适应能力

肌肉不健壮，不耐受寒邪、风邪、暑邪。

（三）四诊特点

主项 平素语音低怯，气短懒言，肢体容易疲乏，精神不振，易出汗，舌淡红，舌体胖大、边有齿痕，脉象虚缓。

副项 面色偏黄或白，目光少神，口淡，唇色少华，毛发不华，头晕，健忘，大便正常，或有便秘但不结硬，或大便不成形，便后仍觉未尽，小便正常或偏多。

（四）患病倾向

平素体质虚弱，卫表不固易患感冒，或病后抗病能力弱，易迁延不愈，易患内脏下垂、虚劳等病。

三、气虚质人群中医特色疗法干预方案

（一）针刺、穴位埋线

针刺、穴位埋线治疗气虚质可以针刺气海穴、关元穴、肺俞穴、肾俞穴等。下面列出几个常用穴位。

1. 太渊穴

别名鬼心、太泉、大泉、天泉、大渊。

【定位】 位于腕前区，桡骨茎突与舟状骨之间，拇长展肌腱尺侧凹陷中。

【操作方法】 仰掌，当掌后第一横纹上，用手摸有脉搏跳动处是穴。避开桡动脉，直刺0.3～0.5寸。

【治疗频次】 可每天1次。

【功效主治】 ①咳嗽、气喘等肺系病症；②无脉症；③腕臂痛。

2．关元穴

【定位】位于下腹部，脐中下3寸，前正中线上。

【操作方法】仰卧，于前正中线上，脐下3寸处取穴。采用指揉的方法或直刺1～1.5寸，需排尿后进行针刺。孕妇慎用。

【治疗频次】可每天1次。

【功效主治】①中风脱证、虚劳冷惫、羸瘦无力等元气虚损病症；②少腹疼痛、疝气；③腹泻、痢疾、脱肛、便血等肠腑病症；④五淋、尿血、尿闭、尿频等前阴病；⑤遗精、阳痿、早泄、白浊等男科病；⑥月经不调、痛经、经闭、崩漏、带下、阴挺、恶露不尽、胞衣不下等妇科病；⑦保健灸常用穴。

3．气海穴

别名盲原、脖胦、下盲、丹田。

【定位】腹部，脐中下1.5寸，前正中线上。

【操作方法】仰卧，先取关元穴，当脐中与关元穴连线之中点处是穴。直刺1～1.5寸，多用灸法。孕妇慎用。

【治疗频次】可每天1次。

【功效主治】①虚脱、形体羸瘦、脏气衰惫、乏力等气虚病症；②水谷不化、绕脐疼痛、腹泻、痢疾、便秘等肠腑病症；③小便不利、遗尿等前阴病；④遗精、阳痿；⑤疝气、少腹痛；⑥月经不调、痛经、经闭、崩漏、带下、阴挺、产后恶露不尽、胞衣不下等妇科病；⑦保健灸常用穴。

（二）拔罐

对于气虚质者，因气不足，而不宜刮痧或拔罐。如兼夹瘀症可适当给予拔罐，但时间不宜过长，且吸罐力度不宜过紧。不宜久留罐、多次拔罐，避免耗气。

（三）艾灸

《经穴图考》记载："凡脏气虚惫，一切真气不足、久疾不愈者悉皆灸之。"艾灸是以艾绒为主要原料，置于人体体表烧灼，温熨，借其火力和药力达到养生保健、预防疾病的方法。《扁鹊心书》将艾灸奉为"保命第一要法"。灸法不仅可培补元气，还可升举阳气，抵御外邪，非常适合气虚质的人群。艾灸气海穴、关元穴、神阙穴可以大补元气，其中神阙穴可以隔盐灸，并且给予捏脊配合夹脊穴位推拿治疗，10天为1个疗程，连续治疗5个疗程。以下为气虚质者常用艾灸穴位。

【施术穴位】中脘穴、足三里穴、气海穴、关元穴、神阙穴、太渊穴。

【治疗频次】艾条灸法每穴15～20分钟，皮肤潮红为度；艾炷灸法每穴3～7壮；温针灸法每穴1～3段艾条；温灸器灸每个部位15～30分钟。

第三节　阳虚质

　　阳虚质是由于阳气不足，以虚寒现象为主要特征的体质状态。主要表现为平素畏冷，手足不温，易出汗；喜热饮食，精神不振，睡眠偏多。男性表现为疲倦怕冷，四肢冰冷、少气懒言，嗜睡乏力，唇色苍白，遗精；女性表现为白带清稀，排尿次数频繁，性欲衰退，易腹泻等。

一、阳虚质形成因素

　　形成阳虚质的因素，可分先天因素和后天因素两个方面。先天因素是维持个体体质特征相对稳定性的一个重要条件，后天因素是决定体质动态可变的重要方面，是影响阳虚质形成的外部条件。

（一）先天因素

　　先天因素如禀赋不足、胎养不当等是形成阳虚质的内在根据。明代张景岳在《景岳全书》中指出"禀赋素弱多有阳衰阴盛者，此先天阳气不足也"；《灵枢》认为"人之生也，有刚有柔，有弱有强，有短有长，有阴有阳"，这表明先天遗传因素正是形成不同体质的首要条件，也是决定人体体质强弱的前提。

　　另外胎养期间"生冷内伤，以致脏腑多寒""素禀阳脏，每多恃强为食生冷茶水而变阳为阴"。嗜食生冷的孕妇生下阳虚质婴儿的可能性较大。此外，性别不同，"男子阳多而阴少，女子阴多而阳少"，导致了男女体内阴阳差异。临床调查研究发现，女性阳虚质者数量明显多于男性。这也证实了男女性别差异会出现阳虚质差异。

（二）后天因素

后天失养是阳虚质形成的外在条件。主要有以下几个方面。

1. 饮食不节和偏嗜

长期的饮食习惯和偏嗜的饮食结构可影响体质的形成，因此要有良好的、合理的饮食习惯。医学界认为：良好的饮食习惯要求寒温适中，正如《灵枢·师传》所说"食饮者，热无灼灼，寒无沧沧，寒温中适，故气将持，乃不致邪僻也"。若饮食不节或饮食偏嗜，就会导致阳虚质的形成或者偏颇。现代饮食结构可见冷饮，长期偏嗜寒凉之物，一则损及脾阳，易致阳虚阴盛体质；二则阴寒伤及人体阳气，即造成阳消阴长，体内阳气不足阴气过旺。由于寒性收引、凝滞，可使血脉拘急，阻滞不通，气血运行不畅，故《素问·离合真邪论》曰："寒则血凝泣。"

2. 年龄与运动

从总体来看，人生每个阶段表现各有特点。小儿之体，稚阴稚阳，五脏六腑，成而未全；青壮年时期，"阳常有余，阴常不足"，正如《素问·上古天真论》所言，女子"三七，肾气平均，故真牙生而长极。四七，筋骨坚，发长极，身体盛壮"，男子"三八，肾气平均，筋骨劲强，故真牙生而长极。四八，筋骨隆盛，肌肉满壮"，机体在此阶段各方面都处于巅峰状态。然而随着年龄增长，人身气血阴阳盛衰各有不同。男子"六八，阳气衰竭于上，面焦，发鬓颁白。七八，肝气衰，筋不能动……"。女子

"五七，阳明脉衰，面始焦，发始堕。六七，三阳脉衰于上，面皆焦，发始白……"。目前调查研究发现，25~44岁阳虚质人群比例较高，可能是因为这一阶段人群常熬夜，且普遍缺乏锻炼，久坐不动，影响阳气的生发运行。到进入老年阶段，脏腑功能衰退，体内阴阳气血俱衰，孙思邈在论述养老时讲："人五十以上，阳气日衰，损与日至，心力渐退，忘前失后，兴居总惰。"说明了老年人阳气虚衰的特点。

由此可见，随年龄增长，阳气逐渐减弱，体质因而出现规律性变化，阳虚质逐渐出现偏颇。但是在临床调查研究发现，适当的运动，有助于阳气的升发，如练习太极拳有利于阳虚质之人生发正气，固护阳气，改善体质。

3. 疾病和药物

慢性消耗性疾病如肿瘤、老年高血压、糖尿病、支气管哮喘、骨质疏松等是阳虚质形成的重要因素，这些慢性病长期消耗人体正气，导致人体阳气生化乏源而加快阳虚质的形成和发展。叶天士在《临证指南医案》指出"经年宿疾，病必在络，病非虚症，因久延，体质气馁"。一方面疾病可直接耗伤人体之气，使人体之气衰惫，另一方面损伤肺脾肾等脏腑，致脏腑功能的低下，引起气血阴阳的亏虚，日久出现虚弱体质，其中包括阳虚质的形成。另外，现代临床治疗发现，阳虚质人群使用抗生素比例较非阳虚质人群高。抗生素属于寒凉性药物，易伤阳气。此外，频繁地使用清热药物亦可损及阳气，致使阳气渐损，易形成或加重阳虚质。因此，阳虚质人群要严格按医嘱服药，避免摄入过量寒凉药物，医生也应注意给患者适当配合补阳药。

4．性生活

破阳太早、恣情纵欲及频繁手淫等房劳伤易导致阳虚，长久导致肾阳损耗，可逐渐发展为阳虚质。所以建议阳虚质应房劳有度。

5．自然环境

阳虚质人群主要为阳气不足，表现为恶寒喜暖、四肢倦怠不温，除了先天因素导致之外，调查研究，阳虚质人群在阴冷的环境工作或学习的比例较非阳虚体质人群高，尤其是南方人使用空调较北方人频繁，使阴寒之气频频入体。此种外部环境影响不可忽视。现代人衣着追求轻薄美观，又长期处于空调环境下，体内阳气不断受到攻伐，易形成阳虚质。另外后天久居阴雨寒湿环境也有一定的相关性。南方较北方湿热，人体耗阳气的较北方人为多。南方春季梅雨季节时间较长，湿困脾阳，易伤阳气。因此建议阳虚质人群注意季节转换、气候变化，可遵循"春夏养阳"的养生原则，在春夏季节多进行户外活动，借自然界的阳气培补自身之阳，适当洗桑拿、泡温泉等；同时避免在夏季或高温环境里饮食生冷寒凉之物，避免长时间处于低温环境及衣着单薄。

二、阳虚质人群特点

（一）性格特点

多形体白胖，肌肉不壮。性格多沉静、内向。

（二）对外界的适应能力

不耐受寒邪，耐夏不耐冬，易感湿邪。

（三）四诊特点

主项 平素畏冷，手足不温，喜热饮食，精神不振，睡眠偏多，舌淡胖嫩边有齿痕、苔润，脉象沉迟而弱。

副项 面色柔白，目胞晦暗，口唇色淡，毛发易落，易出汗，大便溏薄，小便清长。

（四）患病倾向

发病多为寒证，或易从寒化，易病痰饮、肿胀、泄泻、阳痿。现代研究表明与肿瘤、老年高血压、糖尿病、支气管哮喘、骨质疏松、不孕等疾病有关。

三、阳虚质人群中医特色疗法干预方案

（一）针刺、推拿

基于体质是由先天、后天因素共同作用下的结果，阳虚质中产生"痰和湿"病理产物的原因责之脾胃失运，介入针刺疗法时，针刺处方以健脾胃、祛痰除湿为原则，兼顾调理三焦，可选用中脘穴、足三里穴、天枢穴、丰隆穴、脾俞穴、太白穴等，共奏标本兼顾之效。

1. 中脘穴

【定位】在上腹部，前正中线上，当脐中上4寸。

【操作方法】采用指揉的方法，每穴按揉2~3分钟。或者直刺1.0~1.5寸。

【使用时机】阳虚聚于中焦。

【治疗频次】可每天1次。

【功效主治】①胃痛、呕吐、吞酸、腹胀、食不化、泄泻；②咳喘痰多；③癫痫、失眠。

【配穴加减】配足三里穴。

2．腰阳关穴

【定位】在腰部，当后正中线上，第4腰椎棘突下凹陷中。

【操作方法】向上微斜刺0.6～1寸；可灸。

【使用时机】肾阳虚型。

【治疗频次】可每天1次。

【功效主治】月经不调、遗精、阳痿、腰骶痛、下肢痿痹。

3．肾俞穴

【定位】在腰部，当第2腰椎棘突下，旁开1.5寸。

【操作方法】直刺0.5～1寸；可灸。

【使用时机】肾阳虚、肾阴虚型。

【治疗频次】可每天1次。

【功效主治】遗精、阳痿、早泄、不孕、不育、遗尿、月经不调、白带、腰背酸痛、头昏、耳鸣、耳聋、小便不利、水肿、咳喘少气。

4．涌泉穴

【定位】在足底部，卷足时足前部凹陷处，约当足底第2、第3趾趾缝纹头端与足跟连线的前1/3与后2/3交点上。

【操作方法】直刺0.5～1寸；可灸。

【使用时机】肾气虚、肾气不固。

【治疗频次】可每天1次。

【功效主治】头痛、头晕、小便不利、便秘、小儿惊风、足心热、癫证、昏厥。

（二）灸法

【施术穴位】神阙穴、气海穴、关元穴、中极穴。

【治疗频次】艾条灸法每穴15~20分钟，皮肤潮红为度；艾炷灸每穴3~7壮；温针灸每穴1~3段艾条；温灸器灸每个部位15~30分钟。

注：可以在三伏天或三九天，就是最热和最冷的时候，选择1~2个穴位用艾条温灸，每次灸到皮肤发红热烫，但是又能忍受为度。

（三）穴位埋线

羊肠线穴位埋线通过对穴位产生的持久刺激作用，即所谓"长效针刺样效应"，使穴位受到长时间良性刺激，作用相对持久，且避免了内服药物带来的毒副作用。

【施术穴位】关元穴、肾俞穴（双）；中脘穴、气海穴、足三里穴（双）。

【治疗频次】上述两组穴位交替使用，7~15天治疗1次。

第四节 | 阴虚质

阴虚质是以由机体阴液（津液精血等）亏少而致口燥咽干、手足心热等虚热表现为主要特征的体质状态。

一、阴虚质形成因素

（一）先天因素

先天禀赋是阴虚质形成的内在基础，若父母体内素有阴液不足，或年长受孕，或胎养期间的因素如早产，其子女会因先天禀受而阴亏，表现为阴虚质。《保婴易知录》曰："母寒则子寒，母热则子热。"朱丹溪在《格致余论》中曾经记载病案，次女"形瘦性急，体本有热"，认为小儿阴虚质与母亲的关系密切。

（二）后天因素

后天失养是阴虚质形成的外在条件。后天因素主要有以下几个方面。

1. 饮食不节和偏嗜

长期使用辛辣温燥的食品，如牛肉、羊肉、荔枝、龙眼、油炸煎烤食品等，温热辛辣易损伤人体的津液，人体的阴津阴液如果过度地耗损，易形成阴虚质。

2. 情志失调

长期情绪压抑，负面情绪不能得到宣泄，则容易气郁，久而久之气郁则易化火，火热为阳邪，则易消耗阴液；长期思虑耗神过度，则易心血亏虚，致心阴不足。朱丹溪言"形瘦性急，体本有热"，即言长期情绪焦虑、急躁，致火伤阴津，对阴虚质形成有促进作用。

3．作息失常

中医理论认为，静能安神、静能生阴。若长期熬夜，或睡眠质量差，"阳不入阴"，阳气浮越于外，夜间阳气没有很好潜藏，游荡期间不断耗损阴液，长此以往，势必造成阴液的长期耗伤。

4．年龄和性别

体质既具有相对稳定性也有可变化性，随着年龄的增长，可出现体质的改变或出现兼夹体质。随着年龄增长，以肾阴为主的阴液逐渐耗损，老年人易出现阴虚质。叶天士《临证指南医案》曰："高年下焦阴弱，六腑之气不利，多痛，不得大便。"故老年人阴虚质多见。女性更年期前后"阴自半"，如有研究显示45～54岁左右女性形成阴虚质的可能性更大。

在性别方面，女性由于"经、带、胎、产、乳"的特殊生理过程，容易耗伤阴血。《灵枢》曰："妇人之生，有余于气，不足于血，以其数脱血也。"故妇女较男性易形成阴虚质。

5．疾病和药物

长期心脏功能不全，长期服用利尿药，容易促生阴虚质；大病、久病之后，特别是热病之后，阴液耗伤，"久病必虚"，机体处于虚弱状态，容易促生阴虚质。

二、阴虚质人群特点

（一）性格特点

性情急躁，外向好动，活泼。

（二）对外界的适应能力

易耐受冬不耐夏；不耐受暑、热、燥的气候。

（三）四诊特点

常感到眼睛干涩，口干咽燥，鼻微干，总口渴想喝水，口唇发红，手足心热，皮肤干燥，体形偏瘦，喜冷饮，大便干燥，舌红少津，脉细数。

（四）患病倾向

阴虚质及阴虚兼夹体质易患复发性口疮、慢性咽炎、三叉神经痛、黄褐斑、习惯性便秘、干燥综合征、围绝经期综合征、高血压病、结核病、支气管扩张、甲状腺功能亢进症、系统性红斑狼疮、睡眠障碍、糖尿病、脂溢性皮炎、痤疮等。

三、阴虚质人群中医特色疗法干预方案

（一）针刺、推拿

阴虚质的养生关键是滋养肝肾、补阴清热，所以在选取针刺、推拿进行调理时，可选用三阴交穴、阴陵泉穴、太冲穴、太溪穴等腧穴，共奏清热养阴之效。

1．三阴交穴

【定位】在小腿内侧，当足内踝尖上3寸，胫骨内侧缘后方。

【操作方法】采用指揉的方法，每穴按揉2~3分钟。或者直刺1.0~1.5寸。

【使用时机】肝、脾、肾三经气血不调。

【治疗频次】可每天1次。

【功效主治】①月经不调、崩漏、带下、难产、经闭、不孕、遗精、阳痿、阴茎痛、癃闭、遗尿、水肿；②肠鸣腹胀、泄泻、便秘；③失眠、眩晕；④下肢痿痹、脚气。

【注意事项】女性孕期禁针。

2．阴陵泉穴

【定位】在小腿内侧，当胫骨内侧髁后下方凹陷处。

【操作方法】采用指揉的方法，每穴按揉2~3分钟。或者直刺1.0~2.0寸。

【使用时机】湿阻于内。

【治疗频次】可每天1次。

【功效主治】①腹胀、水肿、黄疸、泄泻、小便不利或失禁；②阴茎痛、遗精、妇人阴痛、带下；③膝痛。

3．太冲穴

【定位】在足背侧，第1、第2跖骨间，跖骨底结合部前方凹陷处。

【操作方法】采用指揉的方法，每穴按揉2~3分钟。或者直刺0.5~1.0寸。

【使用时机】肝火上炎。

【治疗频次】可每天1次。

【功效主治】①头痛、眩晕、目赤肿痛、咽喉干痛、耳鸣、耳聋；②月经不调、崩漏、疝气、遗尿；③癫痫、小儿惊风、中风；④胁痛、郁闷、急躁易怒；⑤下肢痿痹。

4．太溪穴

【定位】在足内侧，内踝后方，当内踝尖与跟腱之间的凹陷处。

【操作方法】采用指揉的方法，每穴按揉2～3分钟。或者直刺0.5～1.5寸。

【使用时机】肾气肾水不足。

【治疗频次】可每天1次。

【功效主治】①月经不调、遗精、阳痿、小便频数、消渴、泄泻、腰痛；②头痛、目眩、耳聋、耳鸣、咽喉肿痛、齿痛、失眠、健忘；③咳喘、咯血。

【配穴加减】"俞原配穴"可配肾俞穴。

（二）刮痧

阴虚质中阴虚为本、阳亢为标，常出现阴不足及虚热的症状并见，刮痧疗法可以清热理血，在清利虚热方面有很好的治标作用。

【施术穴位】背部膀胱经双侧肺俞穴至肾俞穴，腹部任脉神阙穴至关元穴，上肢双侧列缺穴至太渊穴；双侧内关穴、双侧三阴交穴、双侧涌泉穴、双侧太溪穴。

【治疗频次】可每周1～2次，宜痧印消退后再考虑再次施术。

【注意事项】施术时不宜强行要求出痧印的程度，女性经期、孕期不宜刮痧治疗。

（三）灸法

艾灸虽然常因其温热之性作用于寒证、阴证，但艾灸也可"以热引热"，正所谓"热证可灸"，具体运用于阴虚质调理，可施术于膏肓俞穴、四花穴（膈俞穴、胆俞穴）、涌泉穴、劳宫穴等，可达引热下行之效，以消阴虚阳亢之虚热。《针灸大成》曰："人年二旬后方可灸此二穴，仍灸三里二穴，引火气下行，以固其本。"

【施术穴位】膏肓俞穴、膈俞穴、胆俞穴、涌泉穴、劳宫穴等。

【治疗频次】艾条灸每穴15~20分钟，皮肤潮红为度；艾炷灸每穴3~7壮；温针灸法每穴1~3段艾条；温灸器灸每个部位15~30分钟。

【注意事项】避免皮肤烫伤，若灸后出现咽干口苦应适度多饮水。

第五节 ┃ 痰湿质

痰湿质是由机体水液停滞不化而导致痰和湿凝聚，进而出现黏滞、重浊等主要特征的体质状态。

一、痰湿质形成因素

（一）先天因素

先天禀赋是痰湿质形成的内在基础，包括家族遗传、种族、婚育，以及养胎、护胎、胎教等因素，其中家族遗传是关键。若父母体内素有痰湿，其子女会因先天禀受而痰湿与之俱生，表现为痰湿质。母体在妊娠期失于调养也可致痰湿内蕴。

（二）后天因素

后天失养是痰湿质形成的外在条件。主要有以下几个方面。

1. 饮食不节和偏嗜

饮食不节、饮食偏嗜的不良饮食习惯如高脂、高糖膳食结构导致脾胃负担过大，食物不能及时腐熟运化，日久聚湿生痰，逐渐形成黏滞重浊的各种表现。

2. 形体过度安逸

奉养过度，易使人体气血不畅，脾胃功能减退，易致痰湿内蕴。

3．情志失调

长期情志抑郁，情志变化超过正常范围，使人体气机不畅，导致人体脏腑功能紊乱，进而影响精微物质输布和代谢，逐渐形成痰湿质。

4．疾病和药物

疾病一般对身体有所损害，尤其是一些重病、慢性消耗性疾病，不仅可以损害人体各个部位，还可使脏腑失调、阴阳失调，从而影响体质。

5．年龄

"体质是按时相展开的生命过程"，随着年龄的增长，气血及内脏由盛至衰，出现脏腑功能衰弱，气血运行迟缓，从而形成瘀血、痰湿的体质特征。

6．自然环境

自然环境对痰湿质的某些症状有加重或减轻的作用。如湿邪外侵，犯其所恶，脾被湿困，水湿不运，逐渐生痰，加重痰湿体质。地理环境同样影响痰湿体质的形成，南方多湿，而久处湿地，内湿和外湿相因，湿气困阻，脏腑功能失调，聚湿生痰。

另，王琦院士带领课题组研究提示：肥胖、嗜烟、血压偏高、早睡晚起、混合喂养、睡眠不规律等都是影响痰湿质的重要因素。

二、痰湿质人群特点

（一）性格特点

性格较沉稳、憨厚，但也容易出现懒惰、做事缺乏激情。

（二）对外界的适应能力

对外界的感知有一定的"钝性"，维持着自己的较慢的生活节奏，适应新环境需要更长的过渡时间；耐受寒冷、不耐受炎热及湿气较重的气候。

（三）四诊特点

身倦沉重感，胸闷痰多，体形偏胖（尤以腹部松软肥胖为甚），油性皮肤，肤质粗糙，多眠，大便溏，舌体胖大有齿印，舌苔腻，脉象滑或濡。

（四）患病倾向

痰湿质及痰湿兼夹体质易发生高血压病、高脂血症、高尿酸血症、糖尿病、动脉粥样硬化、下肢静脉曲张、脂肪肝、冠心病、脑卒中、痛风性关节炎、肥胖、代谢综合征等代谢性疾病，还涉及哮喘、慢性支气管炎、慢性阻塞性肺部疾病等呼吸系统疾病，癫痫、睡眠呼吸暂停综合征、眩晕、痿证、狂病等神经系统疾病，少弱精子症、前列腺炎、月经不调、子宫肌瘤、多囊卵巢综合征、不孕症等泌尿生殖系统疾病，脂溢性皮炎、脱发、乳痈等外科疾病。

三、痰湿质人群中医特色疗法干预方案

（一）针刺、推拿

取穴处方以健脾胃、祛痰除湿为原则，兼顾调理三焦，可选用中脘穴、足三里穴、天枢穴、丰隆穴、脾俞穴、太白穴等，共奏标本兼顾之效。

1．中脘穴

【定位】在上腹部，前正中线上，当脐中上4寸。

【操作方法】采用指揉的方法，每穴按揉2～3分钟。或者直刺1.0～1.5寸。

【使用时机】痰湿聚于中焦。

【治疗频次】每天1次。

【功效主治】①胃痛、呕吐、吞酸、腹胀、食不化、泄泻；②咳喘痰多；③癫痫、失眠。

【配穴加减】配足三里穴。

2．天枢穴

【定位】在腹中部，脐中旁开2寸。

【操作方法】采用指揉的方法，每穴按揉2～3分钟。或者直刺1.0～1.5寸。

【使用时机】脾胃失健运，痰湿聚于中焦。

【治疗频次】每天1次。

【功效主治】①腹胀肠鸣、绕脐腹痛、便秘、泄泻、痢疾；②癥瘕、月经不调、痛经。

3．足三里穴

【定位】在小腿前外侧，当犊鼻穴下3寸，距胫骨前缘一横指（中指）。

【操作方法】采用指揉的方法，每穴按揉2～3分钟。或者直刺1.0～2.0寸。

【使用时机】脾胃失健运。

【治疗频次】每天1次。

【功效主治】①胃痛、呕吐、噎膈、腹胀、腹痛、肠鸣、消化不良、泄泻、便秘、痢疾、乳痈；②虚劳羸瘦、咳嗽气喘、心悸气短、头晕；③失眠、癫狂；④膝痛、下肢痿痹、脚气、水肿。

4．丰隆穴

【定位】在小腿前外侧，当外踝尖上8寸，条口外，距胫骨前缘二横指（中指）。

【操作方法】采用指揉的方法，每穴按揉2～3分钟。或者直刺1.0～1.5寸

【使用时机】痰湿证。

【治疗频次】每天1次。

【功效主治】①咳嗽、痰多、哮喘；②头痛、眩晕、癫狂病；③下肢痿痹。

5．脾俞穴

【定位】在背部，当第11胸椎棘突下，旁开1.5寸。

【操作方法】采用指揉的方法，每穴按揉2～3分钟。或者直刺0.5～1寸。

【使用时机】脾虚证。

【治疗频次】每天1次。

【功效主治】①腹痛腹胀、呕吐、泄泻、肠鸣、痢疾；②腰背痛、胁痛；③便血、崩漏；④水肿、黄疸、痿证。

【配穴加减】"俞募配穴"可配章门穴。

6．太白穴

【定位】在足内侧缘，当足大趾本节（第1跖趾关节）后下方赤白肉际凹陷处。

【操作方法】采用指揉的方法，每穴按揉2～3分钟。或者直刺0.5～1.0寸。

【使用时机】脾虚证。

【治疗频次】每天1次。

【功效主治】①胃痛、腹胀、腹痛、泄泻、痢疾、便秘、纳呆；②体重节痛、脚气。

【配穴加减】"原络配穴"可配公孙穴。

（二）灸法

【施术穴位】气海穴、足三里穴、太白穴、脾俞穴、胃俞穴。

【治疗频次】艾条灸每穴15～20分钟，皮肤潮红为度；艾炷灸每穴3～7壮；温针灸每穴1～3段艾条；温灸器灸每个部位15～30分钟。

【注意事项】避免皮肤烫伤，若灸后出现咽干口苦应适度多饮水。

（三）穴位埋线疗法

【施术穴位】中脘穴、水分穴、天枢穴、足三里穴、脾俞穴、胃俞穴。

【加减取穴】腹部肥胖可取大横穴、带脉穴，食欲旺盛可取滑肉门穴、外陵穴、上巨虚穴、下巨虚穴，大便黏腻不爽可取大肠俞穴。

【治疗频次】间隔15～20天治疗1次。

【注意事项】注意治疗当天局部皮肤勿湿水，治疗后注意少进食牛肉、羊肉、海鲜等发物。

第六节 | 湿热质

湿热质是因湿热内蕴，"湿性重浊"，出现以"重（如肌肉酸紧、肢体困重）、浊（如分泌物、排泄物浊秽）"为主要特征的体质状态。

一、湿热质形成因素

（一）先天因素

先天禀赋是湿热质形成的内在基础，若父母体内素有湿热，其子女会因先天禀受而容易形成湿热质。

（二）后天因素

后天失养是湿热质形成的外在条件。主要有以下几个方面。

1. 饮食不节和偏嗜

不吃早餐，贮存的胆汁排泄受阻，容易影响肝胆疏利；喜食肥甘厚味、消夜，可助湿生痰、化热化火；"最热为烟，最湿为酒"，长期嗜酒、吸烟容易湿热内生；以上诸点形成肝胆湿热，长期容易形成湿热质。

2. 起居失常

长期晚睡、熬夜，在肝、胆经当令时人体未能获得休息，肝脏疏泄和藏血及胆腑通降受损，久而久之影响肝胆的正常生理功能，郁积为湿热。

3．情志失调

现代社会节奏快、信息爆炸，生活、工作压力较大，长期情绪压抑易造成肝胆气机不利，气郁易化火，肝胆郁积湿热，长期容易形成湿热质。

4．自然环境

自然界来的外湿如岭南地区（我国南方五岭以南地区的概称，大体分布在广西东部至广东东部和湖南、江西四省边界处）的气候多湿热，久居湿热之地，容易形成湿热质。

二、湿热质人群特点

（一）性格特点

性格急躁易怒，易心烦，易兴奋。

（二）对外界的适应能力

对潮湿环境或炎热环境较难以适应，尤其是三伏天。

（三）四诊特点

声音洪亮，体形壮实，身重困倦，油性皮肤，汗出黄腻，体味重，面色红，目赤，易口苦口臭，食欲旺盛。男性易阴囊潮湿；女性易带下多、色黄，小便黄，大便黏滞不畅，舌红、苔黄腻，脉滑。

（四）患病倾向

湿热质及湿热兼夹体质易发生脂溢性皮炎、脱发、痤疮、疖肿、湿疹、手足癣等皮肤疾病，胃溃疡、幽门螺杆菌感染、胆结石等消化系统疾病，尿路感染、阴道炎、前列腺炎等泌尿生殖系统疾病。

三、湿热质人群中医特色疗法干预方案

（一）针刺、推拿

湿热质中"湿和热"常表现为肝胆脾的湿热，介入针刺、推拿疗法时，处方以利湿清热为原则，兼顾调理肝胆脾气机，可选用阴陵泉穴、肝俞穴、胆俞穴、脾俞穴等，共奏标本兼顾之效。

1．阴陵泉穴

【定位】在小腿内侧，当胫骨内侧髁后下方凹陷处。

【操作方法】采用指揉的方法，每穴按揉2～3分钟。或者直刺1.0～2.0寸。

【使用时机】湿阻于内。

【治疗频次】每天1次。

【功效主治】①腹胀、水肿、黄疸、泄泻、小便不利或失禁；②阴茎痛、遗精、妇人阴痛、带下；③膝痛。

2．肝俞穴

【定位】在背部，当第9胸椎棘突下，旁开1.5寸。

【操作方法】采用指揉的方法，每穴按揉2～3分钟。或者斜刺0.5～0.8寸。

【使用时机】肝胆湿热、肝胆气机不利。

【治疗频次】每天1次。

【功效主治】①黄疸、胁痛、脊背痛；②目赤、目视不明、夜盲；③吐血、衄血；④眩晕、癫狂病。

3．胆俞穴

【定位】在背部，当第10胸椎棘突下，旁开1.5寸。

【操作方法】采用指揉的方法，每穴按揉2～3分钟。或者斜刺0.5～0.8寸。

【使用时机】肝胆湿热、气机不利。

【治疗频次】每天1次。

【功效主治】①黄疸、口苦、呕吐、食不化、胁痛；②肺痨、潮热。

4．脾俞穴

【定位】在背部，当第11胸椎棘突下，旁开1.5寸。

【操作方法】采用指揉的方法，每穴按揉2～3分钟。或者直刺0.5～1寸。

【使用时机】脾虚证。

【治疗频次】每天1次。

【功效主治】①腹胀、呕吐、泄泻、痢疾、便血、纳呆、食不化；②水肿、黄疸；③背痛。

（二）刮痧、游走罐疗法

刮痧、游走罐治疗可驱邪外出、泄热活血，而以刮痧、游走罐施术于膀胱经可以调节气机、清利湿热。

【施术穴位】背部督脉、膀胱经，尤其是肝俞穴、胆俞穴、脾俞穴、胃俞穴。

【治疗频次】可每周1～2次，宜痧印、罐印消退后再考虑再次施术。

【**注意事项**】施术时不宜强行要求出痧印、罐印的程度，女性经期、孕期不宜刮痧、游走罐治疗。

（三）刺络放血疗法

刮痧、游走罐治疗后，可在痧印、罐印深紫处刺络放血，重点施术于肝俞穴、胆俞穴、脾俞穴，功用祛湿清热。

【**施术穴位**】肝俞穴、胆俞穴、脾俞穴。

【**加减取穴**】热重者可取大椎穴。

【**治疗频次**】间隔3~5天治疗1次，中病即止。

第七节 | 血瘀质

血瘀质是血行不畅，以肤色晦暗、舌质紫暗等血瘀表现为主要特征的体质状态。

一、血瘀质形成因素

（一）先天因素

血瘀质的形成具有明显的先天遗传学背景基础，这是其内在因素，倡导血瘀遗传学说的日本一贯堂体质医学主张认为，血瘀质者体内含有这种体质的遗传因子，这种遗传因子决定了血瘀性疾病发病的时间早晚，血瘀质者往往会沿着这条路线发展。

（二）后天因素

精神刺激、跌仆外伤、年老致瘀等是血瘀质形成的后天条件。主要有以下几个方面。

1. 精神刺激

精神刺激、暴受惊恐、所欲不遂、忧郁思虑是血瘀质形成的后天因素。长期情绪忧郁，气不能推动血行，久而久之，形成有形之瘀，妇人情绪多较男性敏感，更易因此造成血瘀质。

2. 跌仆外伤

血瘀质也可因治疗不当的外伤而逐渐生成，使血液的运行受阻，瘀血阻滞，久之不散而渐成。

3．年老致瘀

当人年龄渐长，步入中老年后，人体气血逐渐衰减，血流减缓，易瘀滞于脉管而成血瘀。

4．久病

慢性病久治迁延不愈，长此以往易致整个机体的脏腑机能减退，气机调畅状态遭到破坏，久则影响血运，导致血脉瘀滞，破坏机体阴阳相对平衡的状态，形成血瘀质。

二、血瘀质人群特点

（一）性格特点

易烦，健忘。

（二）对外界的适应能力

适应能力较差，寒性收引，血脉不畅者更不耐受寒邪。

（三）四诊特点

肤色晦暗，色素沉着，容易出现瘀斑，口唇暗淡，舌暗或有瘀点，舌下络脉紫暗或增粗，脉涩。

（四）患病倾向

长期血液运行不畅可导致瘀血内结、气机郁滞、痰湿阻滞、脏腑失养、筋骨不荣、血瘀出血等病理改变，进而发展、演变为相关疾病，血瘀质者易患癥瘕、中风、黄褐斑、健忘、痹病等。血瘀质的不适症状发生多与血瘀阻滞的部位有密切关系，瘀阻于脑，可见头痛、头晕；瘀阻于心，可见胸闷心痛，口唇青紫；瘀阻于肝，可见胁痛不适；瘀阻胞宫，可见少腹疼痛，月经不调，痛经，经闭等。

三、血瘀质人群中医特色疗法干预方案

（一）针刺、推拿疗法

"气为血之帅，血为气之母"，气行畅达则血行无阻，气机阻滞则瘀血内生。相反若血瘀形成，阻塞经脉，亦必然引起气行不利，导致气机阻滞。故血瘀质的调体法则应以理气活血、祛瘀通畅血脉为主。

1．血海穴

【定位】髌骨内上缘上2寸，当股四头肌内侧头的隆起处。

【操作方法】采用指揉的方法，每穴按揉2~3分钟。或者直刺1.0~1.5寸。

【使用时机】血瘀不畅。

【治疗频次】每天1次。

【功效主治】月经病（月经不调、经闭、痛经）、皮肤病、风湿病等。

【配穴加减】通营开腠、化瘀通经，配曲池穴；调冲任、理气血可配伍三阴交穴、足三里穴，为治妇科病之常用配伍。经迟可配伍气海穴、归来穴；痛经实证配伍地机穴行瘀止痛。

2．期门穴

【定位】胸部，第6肋间隙，前正中线旁开4寸。

【操作方法】采用指揉的方法，每穴按揉2~3分钟。或者平刺1.0寸。

【使用时机】肝胆不和，痞结明显。

【治疗频次】每天1次。

【功效主治】①胁肋胀满；②脏躁；③胆囊炎、胆石症；④肋间神经痛。

【配穴加减】可与日月穴配合使用以疏肝利胆，亦常与背俞穴配合使用。胸胁痛不可忍，可配伍章门穴、行间穴、丘墟穴。

3．太冲穴

【定位】在足背处，第1、第2跖骨结合部之前凹陷中。

【操作方法】采用指揉的方法，每穴按揉2~3分钟。或者直刺0.8~1.0寸。

【使用时机】肝火旺盛、月经不畅。

【治疗频次】每天1次。

【功效主治】①胸胁痛；②咽痛；③黄疸；④胁痛；⑤癃闭。

【配穴加减】与合谷穴配伍，可治疗诸脏腑痛证。配伍风池穴、足三里穴、三阴交穴，以调节血压。

4．膈俞穴

【定位】第7胸椎棘突下，旁开1.5寸。

【操作方法】采用拇指的指腹或用掌根按揉的方法，每穴按揉2~3分钟。或者斜刺0.5~0.8寸。

【使用时机】出血性疾病，属于血瘀者。

【治疗频次】每天1次。

【功效主治】①各种出血性的疾病；②呃逆；③荨麻疹。

【配穴加减】配伍足三里穴，以治血证脾气虚证；若气滞血瘀而致癥瘕积聚，配伍肝俞穴、大敦穴及照海穴、内关穴。

5．制污穴

【定位】双手拇指背第1节中央线上，指间节距离中点为1个穴点，此穴点与上下指节的平分线再各取1点。

【操作方法】指按法，采用指揉的方法，每穴按揉2～3分钟。或直刺0.1～0.3寸。

【使用时机】出血性疾病，久不收口或月经不调属于血瘀者。

【治疗频次】每天1次。

（二）刺络拔罐法

刺络拔罐法具有透邪清热、活血通络、散瘀止痛、平衡阴阳的作用。

【施术穴位】大椎穴、膈俞穴、肝俞穴。可根据情况进行加减调整。膝痹可取患侧内膝眼穴、犊鼻穴、梁丘穴、阳陵泉穴、阿是穴；腰痛加阿是穴、委中穴。

【治疗频次】每周1次，10次为1个疗程。

（三）刮痧疗法

【施术穴位】左右侧膀胱经，以肝俞穴、胆俞穴（四花穴）为主，上焦血瘀可取尺泽穴。面部色斑者，也可在面部刮痧。

【治疗频次】每周1～2次，宜痧印消退后再考虑再次施术。

【注意事项】如果面部刮痧，以皮肤潮红为度，按由内向外、由上向下进行轻刮，不可追求出血点。

第八节 气郁质

气郁质是气机郁滞，以神情抑郁、忧虑脆弱等气郁表现为主要特征的体质类型。

一、气郁质形成因素

（一）先天因素

在母体孕育之时，由于调养不当，或者其母暴受惊恐，郁怒不畅等均能影响胎儿的体质。父母的体质特征往往对子孙后代产生一定的影响，父母气郁质会影响后代，使其也具有同样的倾向性。

（二）后天因素

后天失养是气郁质形成的主要条件。主要有以下几个方面。

1. 情志因素

人体的各种生理活动，以气为动力，能推动脏腑气化，输布津液，宣畅血脉，消化水谷。若情志过极，忧思郁怒，首害气机。肝气郁结，疏泄失常，气机郁滞，气郁由是而成。

2. 年龄因素

25～34岁这个年龄段，个人自我实现的需求和社会现实产生激烈的碰撞，容易产生各种情志问题，久之形成气郁质。

3. 疾病

《景岳全书》中指出"凡五气之郁，则诸病皆有，此因病而郁也。至若情志之郁，则总由乎心，此因郁而病也"。调查发现因病致郁是形成气郁质的重要机制。

4．性别因素

《重订严氏济生方·妇人门》云："气之为病，男子妇人皆有之，惟妇人血气为患尤甚。盖人身血随气升，气一壅滞，则血与气并，或月事不调。"清代萧壎《女科经纶》云："百病皆生于气，而于妇女尤为甚……"又云："妇人以血为本，妇人从于人凡事不得行，每致忧思忿怒，郁气思多……"妇人气郁体质的成因主要有四：①生理情绪不稳定，易郁易怒。②妇人生理上有"阴不足，气有余"之特点。③产育、月经、手术易导致瘀血留滞胞中。④经期、产后、术后，寒热湿邪易与血相搏，结于胞中，久致寒凝血瘀，湿热游滞胞脉，致气机郁滞或逆乱等。因此气郁体质以妇女为多见。

二、气郁质人群特点

（一）性格特点

神情抑郁，情感脆弱，烦闷不乐。

（二）对外界的适应能力

对精神刺激适应能力较差，不适应阴雨天气。

（三）四诊特点

形体瘦者为多。常见表现：神情抑郁，情感脆弱，烦闷不乐，舌淡红，苔薄白，脉弦。

（四）患病倾向

气郁质人群的患病主要与肝失疏泄有关。情志郁结，常见郁证、脏躁、百合病等；气机运动失常，则会出现胸胁、两乳或少腹部位的胀痛不适，或出现善太息等症状。肝主疏泄，促进协调脾胃之气的升降运动，若肝的功能出现了异常，则脾失健运、脾不升清，易出现肠易激综合征，肝气犯胃，胃失和降，易出现消化性溃疡等疾病。气机运行不畅，则不能促进机体津血运行输布，产生痰、瘀等病理产物，出现梅核气、月经失调、乳腺癌等疾病。气血不能上荣于头面皮肤，则会出现黄褐斑、银屑病等皮肤疾患。此外，情志郁结也会出现失眠、心悸等症状。

三、气郁质人群中医特色疗法干预方案

（一）针刺、推拿

调理气郁质的针刺处方主要在助肝疏泄、疏肝利胆和调畅情志，重视肝肺经的作用，发挥龙虎循环，兼顾调理三焦。

1. 太冲穴

【定位】位于足背侧，第1、第2跖骨结合部之前凹陷中。以手指沿大趾、次趾夹缝向上移压，压至能感觉到动脉搏动处。

【操作方法】采用指揉的方法，每穴按揉2～3分钟。或者直刺0.8～1.0寸。

【使用时机】肝火旺盛、月经不畅。

【治疗频次】每天1次。

【功效主治】①胸胁痛；②咽痛；③黄疸；④胁痛；⑤癃闭。

【配穴加减】与合谷穴配伍，为"开四关"，可增强疏肝理气的作用，可治疗诸脏腑痛证。配伍风池穴、足三里穴、三阴交穴，以调节血压。配太溪穴可平肝降压，补肾泻肝，调气止痛。

2. 合谷穴

【定位】位于手背部位，第2掌骨中点桡侧。以一手拇指的指间关节横纹，放在另一手拇指、食指之间的指蹼缘上，当拇指尖下即是穴位。

【操作方法】指揉频率在80～120次/分之间，而且揉动1～3分钟，或直刺1～2寸。

【使用时机】气滞明显者。

【治疗频次】可每天1次。

【功效主治】①发热；②呕吐；③头痛、咽喉肿痛、目赤肿痛；④痛经；⑤多汗；⑥耳聋、口眼歪斜；⑦面肿。

【配穴加减】与太冲穴配伍，为"开四关"，可增强疏肝理气的作用。配伍内庭具有泻胃火，降呕，化积滞，理气止气止痛之功。

3. 期门穴

【定位】胸部，第6肋间隙，前正中线旁开4寸。

【操作方法】采用指揉的方法，每穴按揉2～3分钟。或者平刺1.0寸。

【使用时机】肝胆不和，痞结明显。

【治疗频次】可每天1次。

【功效主治】①胁肋胀满；②脏躁；③胆囊炎、胆石症；④肋间神经痛。

【配穴加减】可与日月穴配合使用以疏肝利胆，亦常与背俞穴配合使用。胸胁痛不可忍，可配伍章门穴、行间穴、丘墟穴。

4．膻中穴

【定位】胸部，前正中线上，平第4肋间，两乳头连线的中点。

【操作方法】气郁质者多在该穴有压痛，甚至刺痛、放射痛；根据个体对疼痛耐受程度施加指压或掌揉，按揉2~3分钟。或平刺0.5~1寸。

【使用时机】上焦气滞不畅。

【治疗频次】每日1次。

【功效主治】①乳房胀痛、乳腺增生；②呃逆；③梅核气；④中风后抑郁；⑤偏头痛。

【配穴加减】配曲池穴、合谷穴（泻法）治急性乳腺炎；配内关穴、三阴交穴、巨阙穴、心俞穴、足三里穴治胸痹心痛，配中脘穴、气海穴治呕吐反胃；配天突穴治哮喘；配乳根穴、合谷穴、三阴交穴、少泽穴、膻中穴治产后缺乳；配肺俞穴、丰隆穴、内关穴治咳嗽痰喘；配厥阴俞穴、内关穴治心悸、心烦、心痛。惊恐选灵道穴、神门穴、涌泉穴、太冲穴。

（二）灸法

气郁质多全身气机不畅，督灸可作用于督脉，疏通人体一身阳气，具体实践中有直接灸或隔药物灸多种灸法可选用。隔药物灸可利用疏肝理气的中药，借由艾灸之力渗透皮肤，加强解郁的作用。

【药物准备】合欢皮、白芍、柴胡、冰片、香附、酸枣仁等按比例混合，将药物超微粉碎混合，生姜3 000克，制作姜泥。

【治疗频次】将艾炷分3等份，于上、中、下等份处点燃，任其自燃燃灭，此为督灸第1壮；燃毕换第2壮，点燃上、中、下及上下1/4处；燃毕换第3壮，点法同第1壮。每10天治疗1次，3次为1个疗程，共治疗2个疗程。

（三）耳穴疗法

在耳穴全息理论的指导下，通过刺激相应耳穴，能够沟通表里，协调营卫之气在经脉中的运行，并疏通经络、调和气血，调理相应脏腑功能，平衡阴阳，从而调节睡眠，疏肝理气，达到气郁质的温和调理效果。

【施术穴位】心穴、皮质下穴、神门穴、枕穴、交感穴。

【加减取穴】月经失调者可加内分泌穴、肝穴。

【治疗频次】每天按压耳穴处4次（三餐后及睡前），每次每穴1分钟，2次间隔4小时，保留2天，于第3天进行更换，选择对侧耳穴继续治疗，每周3次，干预4周，共12次。

第九节 | 特禀质

特禀质是禀赋不耐，以过敏反应等为主要特征的一种体质类型。其禀赋不耐而对诸物敏感，亦称过敏体质。

一、特禀质形成因素

特禀质的形成因素主要归为先天不足，后天失养。

（一）先天因素

人身之体质基础来源于父母，当父母都是特禀质时，其子女有70%的概率获得特禀质。单纯母亲是特禀质者，其子女有50%的遗传机会，单纯父亲是特禀质者，其子女有30%的遗传机会，但也有过敏体质出现在兄弟姐妹、祖父母、叔伯父母、表兄妹范围之内的。

（二）后天因素

在先天遗传因素的前提下，后天因素也可对过敏体质的形成产生一定的作用。如长期食用海鲜等食品可导致机体代谢的改变；长期劳作过度，导致人体正气虚弱、卫阳不固；紧张、焦虑不安等精神刺激可造成机体阴阳气血失调；在特定的气候、地理环境中自然因素的长期影响，地理、气候条件的差异性，使不同时空条件下的群体在形态结构、生理功能、心理行为等方面产生适应性变化；等等。上述各种后天因素都有可能使机体在遗传基础上的过敏相关基因的表达与调控发生改变，从而使机体处于易受过敏原激发的体质状态。

二、特禀质人群特点

（一）性格特点

特禀质人群人格心理特征因人而异，因对过敏原敏感，容易产生紧张、焦虑等情绪。

（二）对外界的适应能力

适应能力差，对易致敏季节适应能力差，易引发宿疾。

（三）四诊特点

常见哮喘、风团、咽痒、鼻塞、喷嚏等。由于先天禀赋、环境因素和药物因素等的不同影响，特禀质的四诊表现方面存在诸多差异。

（四）患病倾向

易患哮喘、荨麻疹、花粉症及药物过敏等。

三、特禀质人群中医特色疗法干预方案

（一）针刺、推拿、拔罐

基于体质是由先天、后天因素共同作用下的结果，调理之法以

纠正过敏体质为要。介入针刺疗法时，针刺处方以祛邪扶正、调体脱敏为原则，可选用神阙穴、血海穴、足三里穴、曲池穴等，共奏标本兼顾之效。

1．神阙穴

【定位】在腹部脐区，肚脐中央。

【操作方法】热象重者，根据体质强弱选择合适大小的玻璃罐，以神阙穴拔罐，留罐3～5分钟；或针刺神阙穴边缘，针尖朝外，以"十"字法斜刺或平刺0.3～0.5寸，留针10～20分钟。

【使用时机】过敏体质轻中度症状者。寒热均可使用。

【治疗频次】拔罐或针刺频次为每周1～2次。

【功效主治】①腹部、水液病症；②脐周痛、腹胀、肠鸣、泄泻；③水肿、小便不利；④中风脱证。

【配穴加减】配足三里穴，可增强培元固本、补益脾胃功效。

2．血海穴

【定位】屈膝在大腿内侧，髌底内侧端上2寸，当股四头肌内侧头的隆起处。

【操作方法】可用大拇指对两侧的血海穴以适当的力度顺时针揉动，也可每天坚持点揉两侧血海穴3分钟，力量不宜太大，能感到穴位处有酸胀感即可，要以轻柔为原则。或直刺1～1.2寸，可灸。

【使用时机】特禀质血热重，或兼瘀者。

【治疗频次】每周2～4次，每次20分钟。

【功效主治】①隐疹、湿疹、丹毒等血热性皮肤病；②膝股内侧痛；③月经不调、痛经、经闭。

【配穴加减】实热者，配太冲穴、行间穴、期门穴；血热者，配地机穴；虚热者，配太溪穴；气虚者，配足三里穴、脾俞穴、气海穴；月经量多者，配隐白穴。

3．足三里穴

【定位】在小腿前外侧，当犊鼻穴下3寸，距胫骨前缘一横指（中指）。

【操作方法】采用指揉的方法，每穴按揉2～3分钟。或者直刺1.0～2.0寸。

【使用时机】肺脾气虚的过敏体质调理。

【治疗频次】可每天1次。

【功效主治】①胃痛、呕吐、噎膈、腹胀、腹痛、肠鸣、消化不良、泄泻、便秘、痢疾、乳痈；②虚劳羸瘦、咳嗽气喘、心悸气短、头晕；③失眠、癫狂；④膝痛、下肢痿痹、脚气、水肿。

【配穴加减】配天枢穴、三阴交穴、肾俞穴、行间穴，有调理肝脾、补益气血的作用。配曲池穴、丰隆穴、三阴交穴，有健脾化痰的作用。

4．曲池穴

【定位】正坐，轻抬右臂，屈肘将手肘内弯，用左手拇指下压肘部凹陷处。

【操作方法】采用指揉的方法，每穴按揉2～3分钟。或者直刺1.0～2.0寸。

【使用时机】适合胃肠有热的特禀质调理。

【治疗频次】可每天1次。

【功效主治】祛风清热，又能凉血解毒，是治疗过敏性皮肤疾患的要穴。

【配穴加减】配神阙穴可培补先天和后天之气，扶正祛邪。

5．百虫窝穴

【定位】位于股前区，髌底内侧端上3寸，血海穴上1寸处。

【操作方法】用大拇指指腹按揉200～300次。或直刺0.8～1.2寸，或向膝盖方向斜刺1.5～2.5寸；或拔罐，留罐10～15分钟。

【使用时机】过敏体质皮肤瘙痒，以血虚热、实热为主者。

【治疗频次】按摩为每日1次，拔罐或针刺为每2日1次。

【功效主治】①风湿痒疹；②阴囊湿疹、下部生疮；③下肢痿痹、膝关节病；④蛔虫病；⑤产后风。

【配穴加减】治荨麻疹，配曲池穴、神阙穴。

（二）灸法

特禀质为虚性亢奋状态，急性表现多为邪重，亚急性为正邪相搏，缓解期多正虚邪恋，灸法施术于特定穴位、部位，可以达到扶正祛邪、脱敏调体之效。具体实践中多种灸法可选用，当中较为有特色的如神阙穴施以直接灸（属艾炷灸法）、隔物灸（隔姜灸等），如足三里穴、百虫窝穴、血海穴等肌肉丰满处可施以温针灸，另可在缓解期对膈俞穴、肾俞穴等膀胱经穴施以温灸器灸。对过敏性肺系疾病者可加定喘穴、风门穴、肺俞穴。

【施术穴位】神阙穴、足三里穴、百虫窝穴、血海穴、膈俞穴、肾俞穴、定喘穴、风门穴、肺俞穴等。

【治疗频次】艾条灸每穴15～20分钟，皮肤潮红为度；艾炷灸/隔姜灸每穴3～7壮；温针灸每穴1～3段艾条；温灸器灸每个部位15～30分钟。

（三）自血疗法

自血疗法通过穴位组织吸收血液中有效成分后可产生持久刺激，调节机体免疫功能，并通过选取对疾病有特殊治疗作用的穴位，以保证良好的针刺治疗作用，有多篇文献报道对过敏性疾病有效。抽取患者肘静脉血2毫升刺入穴位，得气且回抽无血后，缓慢注入穴位。

【施术穴位】肺俞穴，曲池穴，足三里穴。

【加减取穴】变应性鼻炎酌加风门穴、定喘穴祛风补阳。

【治疗频次】每次选2个穴位，穴位轮替，第1个月每周2次，第2、第3个月每周1次，治疗3个月。

下篇
专病各论

第四章
内科疾病

第一节 | 亚健康疲劳状态

一、基本介绍

亚健康疲劳状态是指持续或反复出现3个月以上的疲劳感，但能维持正常工作生活并且经系统检查排除可能导致上述表现的疾病的亚健康状态。其主要表现为自感疲乏、倦怠、精力不佳等。本状态亦属不能明确诊断为某种疾病，但具有疲乏劳倦等表现的亚健康状态。

亚健康疲劳状态者有过度用脑、过度思虑、作息不规律、饮食不节、运动不调、情志受到刺激等诱导因素，可见于18~60岁之间（含18岁与60岁），以中年人、女性、脑力劳动者等居多。根据症状特点可大致分为躯体疲劳（主要以疲劳虚弱，精力体力下降，感觉犯困或昏昏欲睡，着手做事情时感到费力或力不从心等为表现特点）、脑力疲劳（主要以注意力集中困难，记忆力下降，思考问题欠清晰敏捷，口头不利落等为表现特点，可伴有睡眠欠佳、情绪易低落、不愿与人交往等）两大类。

评判标准

以下4项必须同时具备才能判定为亚健康疲劳状态

（1）符合《亚健康中医临床指南》中躯体亚健康的判断标准。

亚健康的范畴：西医学描述亚健康状态涉及的范围主要有以下几方面：①身心不适应的感觉所反映出来的种种症状，如疲劳、虚弱、情绪改变等，其状况在相当时期内难以明确；②与年龄不相适应的组织结构或生理功能减退所致的各种虚弱表现；③微生态失衡状态；④某些疾病的病前生理病理学改变。

（2）以疲劳为主要表现，且这种状态持续或反复出现3个月及以上。

（3）运用现代医学常规体格检查方法及指标体系进行检测，排除可能引起疲劳的躯体及精神心理疾病。尽管有非重大器质性疾病诊断，但无需用药维持，且与目前疲劳不适状态或适应能力的减退无因果联系。

（4）运用疲劳量表测评，疲劳总分值达到3分及以上，见表4.1。

表4.1　疲劳量表

说明：每个条目都是一个与疲劳相关的问题。根据其内容与受试者实际情况的符合与否，回答"是"或"否"，请逐条回答问题。
1.你有过被疲劳困扰的经历吗？　　　　　　　　　　　○是　　　○否
2.你是否需要更多的休息？　　　　　　　　　　　　　○是　　　○否

3. 你感觉到犯困或昏昏欲睡吗？　　　　　　　　○是　　　○否

4. 你在着手做事情时是否感到费力？　　　　　　○是　　　○否

5. 你在着手做事情时并不感到费力，但当你继续进行时
是否感到力不从心？　　　　　　　　　　　　○是　　　○否

6. 你感觉到体力不够吗？　　　　　　　　　　　○是　　　○否

7. 你感觉到你的肌肉力量比以前减小了吗？　　　○是　　　○否

8. 你感觉到虚弱吗？　　　　　　　　　　　　　○是　　　○否

9. 你集中注意力有困难吗？　　　　　　　　　　○是　　　○否

10. 你在思考问题时头脑像往常一样清晰、敏捷吗？○是　　　○否

11. 你在讲话时出现口头不利落吗？　　　　　　　○是　　　○否

12. 讲话时，你发现找到一个合适的字眼很困难吗？○是　　　○否

13. 你现在的记忆力像往常一样吗？　　　　　　　○是　　　○否

14. 你还喜欢做过去习惯做的事情吗？　　　　　　○是　　　○否

注：疲劳量表系英国国王学院医院心理医学研究室和玛丽女王医院许多专家于1992年共同编制的。疲劳一直是一个很难定义与描述的症状，尤其是疲劳的主观感觉方面。为了寻求对疲劳进行流行病学和症状学研究的更好的方法，特鲁迪·查尔德等人研制出了疲劳量表，用来测定疲劳症状的严重性，评估临床疗效，以及在流行病学研究中筛选疲劳病例。

回答"是"计1分，回答"否"计0分。1~8条分值相加为躯体疲劳分值，9~14条分值相加为脑力疲劳分值。分值越高，代表疲劳程度越严重。

二、中医辨证分型

亚健康疲劳状态多与中医的劳倦、倦怠等概念相关，属于中

医"未病"范畴。中医认为亚健康状态的发生是由先天不足、劳逸失度、起居失常、饮食不当、情志不遂、居处不慎、年老体衰等因素，引起机体阴阳失衡、气血失调、脏腑功能失和。中医学的"未病"不等同于西医学的亚健康，但是，可以应用中医学治未病的理论指导亚健康的中医药干预。治未病意在通过养生、饮食、药物、运动等方法，以"未病先防"而达到"防微杜渐"之目的，控制亚健康发展或恢复到健康状态。治未病思想是中医干预亚健康的理论指导原则。按照2018年中华中医药学会发布的团体标准《中医治未病实践指南（一）》，将亚健康疲劳状态中医辨证分型分为偏实证候倾向、偏虚证候倾向两大类，具体分为气郁证候倾向、湿阻证候倾向、阳虚证候倾向、阴虚证候倾向、气虚证候倾向、血虚证候倾向六型。

三、中医特色疗法干预调理

（一）艾灸疗法

艾灸是中医常用的养生保健方法，艾灸可温经散寒，扶阳固脱，调和脏腑，防病保健。艾灸对亚健康疲劳状态者的疲劳感和虚弱感具有良好的改善作用。

【选穴】主穴1：神阙穴、关元穴、足三里穴；主穴2：背俞穴、督脉穴（大椎穴到腰俞穴）；次穴：百会穴、气海穴、中脘穴、命门穴、血海穴。

【操作方法】每次选用主穴1~2个，次穴1~2个。受术者选择卧位，将艾条一端点燃，于穴位上方2~3厘米处，施灸15~20分钟，或至受术者局部皮肤潮红为度。可采用回旋灸、雀啄灸、温和灸。亦可利用温灸器施灸。

【疗程】每日1次，5次为1个疗程，每个疗程间隔2天，共干预4个疗程。

【注意事项】

（1）施灸过程中若出现艾灸温度过高，应及时调整。

（2）注意灸后30分钟内情绪平和，勿触凉水。

（3）上午施灸更适宜。亚健康疲劳状态偏实和阳虚、气虚、血虚证候倾向均可采用艾灸干预。

（二）足反射区按摩疗法

足反射区按摩是通过一定手法作用于足部的反射区穴位，以达到祛邪扶正、平衡阴阳、调节脏腑气血的目的，并将机体各脏腑组织器官的功能调节到最佳状态，对亚健康疲劳状态各证候倾向者均具有改善作用。亚健康疲劳状态各证候倾向均可采用足反射区按摩干预。

【选穴】足部肾、输尿管、膀胱、额窦、头（大脑）、脑垂体、头颈淋巴腺、腹腔神经丛、生殖腺、前列腺、子宫等对应反射区。

【操作方法】先用热水浴足15分钟，然后拭干双脚并仰卧，先左脚后右脚。操作前术者双手及受术者足部涂擦按摩膏，首先按摩肾、输尿管、膀胱反射区带，然后按足底→足内侧面→足外侧面→足背顺序按摩全足其他反射区。最后依次重复按摩额窦、头（大脑）、脑垂体、头颈淋巴腺、腹腔神经丛、足底部生殖腺、骨盆腔及足跟内外侧的前列腺、子宫和生殖腺等重点反射区。

【疗程】每周2次，每次约1小时，共4个疗程。

【注意事项】

（1）按摩结束后嘱受术者多喝温开水。

（2）按摩力度以受术者能耐受为度，不宜刺激过强。

（3）按摩时双足注意避风保暖，按摩后受术者不宜立刻用冷水洗足。

（4）亚健康疲劳状态偏实证候倾向者手法可稍重，偏虚证候倾向者手法可稍轻。

（三）毫针刺法疗法

毫针刺法是使用毫针刺激穴位，达到调整阴阳，扶正祛邪，疏通经络的作用，一般选用足阳明胃经、足太阳膀胱经、足太阴脾经、任脉的穴位。对于亚健康疲劳状态各证候倾向者均具有调整作用。

【选穴】 局部选穴为主，结合辨证候倾向选穴。主穴：足三里穴、脾俞穴、三阴交穴、肾俞穴、中脘穴、关元穴。配穴：偏气郁证候倾向加太冲穴、合谷穴，偏湿阻证候倾向加阴陵泉穴、丰隆穴，偏阳虚证候倾向加百会穴、命门穴，偏阴虚证候倾向加神门穴、太溪穴，偏气虚证候倾向加气海穴、大椎穴，偏血虚证候倾向加心俞穴，血海穴。

【操作方法】 每次选用主穴1~2个，配穴1~2个。采用毫针常规刺法，有偏实证候倾向者采用泻法，有偏虚证候倾向者采用补法，也可采用平补平泻法。留针30分钟，可每10分钟行针1次。

【疗程】 每日1次，5次为1个疗程，每个疗程间隔2天，共干预4个疗程。

【注意事项】

（1）体质虚弱者，针感不宜过强。

（2）针刺时禁止大幅度提插捻转，以免引起受术者不耐受。

（四）拔罐疗法

拔罐是以罐为工具，利用燃烧、抽吸、蒸汽等方法，造成罐内负压，将罐吸附于腧穴或体表一定部位的中医保健技术，可使血管扩张，毛细血管通透性改变。具有疏通经络、行气活血、调节脏腑、平衡阴阳之功效，对于亚健康的疲劳感等皆有较好效果。亚健康疲劳状态偏实证候倾向明显者更适用本方法。

【选穴】以足太阳膀胱经背俞穴、督脉背部循行路线为主。

【操作方法】在受术者背部沿足太阳膀胱经背俞穴、督脉背部循行路线进行留罐或走罐。

【疗程】留罐法每周2次，走罐法每周1次，以皮肤出痧发红或发紫为度，共干预4周。

【注意事项】

（1）偏虚证候倾向者拔罐时间不宜过长且力度要小，偏实证候倾向者拔罐时间可适宜增加且力度可稍强。

（2）拔罐后不应接触冷水，应避风寒。

（五）刮痧疗法

刮痧以中医经络腧穴理论为指导，通过特制的刮痧器具和相应的手法，蘸取一定的介质，在体表进行反复刮动、摩擦，可同时刺激体表多处络脉，改善人体气血流通状态，疏通腠理，排泄瘀毒，扶正开窍益神，有提高人体免疫力而达到缓解疲劳的功效。亚健康疲劳状态偏实证候倾向明显者更适用本方法。

【选穴】以额面、颈肩、背部、四肢为主。

【操作方法】刮拭额面：额头中间向两侧太阳穴刮拭，重点点揉太阳穴。刮拭颈肩：沿足少阳胆经（天柱穴—风池穴—肩井穴）弧线刮拭。刮拭背部：沿背部督脉和膀胱经1线自上而下，重点刮拭心俞穴、脾俞穴、胃俞穴、肾俞穴。刮拭四肢：上肢以前臂内侧顺经络方向为主，重点刮拭肘窝。下肢以小腿足三阴经、足阳明胃经顺经络方向为主。

【疗程】每周1~2次，以皮肤出痧发红或发紫为度，共干预4周。

【注意事项】

（1）刮痧时力度应先轻后重，让受术者逐渐适应。

（2）对于不易出痧或出痧较少者，不可强求出痧。

（3）刮痧后应注意保暖。

四、医案

患者，男，45岁。

【主诉】疲劳伴心烦失眠4个月。

【现病史】疲劳伴心烦失眠4个月，疲劳、困倦嗜卧、不喜活动、少气懒言、语声低缓，伴心烦、畏寒肢冷、睡眠差，每夜睡眠时间约2小时，甚至彻夜不能入睡，情绪低落、恶与人交谈，休息后不能缓解，饮食无味，便溏、小便可。

【查体】舌淡苔薄白，脉沉弱。

【辅助检查】无。

【既往史】无。

【中医诊断】倦怠，阳虚证候倾向。

【西医诊断】亚健康疲劳状态。

【治则】温补阳气。

【治疗经过】

（1）针刺治疗。①选穴：气海穴、关元穴、天枢穴（双）、足三里穴（双）、三阴交穴（双）、四神聪穴、百会穴。②针刺方法：嘱患者仰卧位，暴露针刺部位，以上穴位常规消毒，腹部选用毫针直刺，针刺深度为1~2寸，头部选用毫针斜刺，针刺深度为0.5~0.8寸，以得气为度，留针30~40分钟，出针后用干棉球压迫针眼，以防出血。

（2）腹部盒灸法。腹部针刺得气后，将灸箱置于腹部，然后把4段4~5厘米长的艾条点燃后置于灸箱的金属网上，点燃的艾条对准腹部针刺部位距4~5厘米，以患者局部有温热感为度，灸毕出针。

【疗效】用上述方法治疗2次后，患者疲劳、困倦嗜卧、少气懒言、情绪低落较前明显好转，休息后上症消失，语声洪亮，喜外出活动心情舒畅、善与人交谈，能睡4小时，饮食知味、大便调、手足温。经过6次治疗后上述症状基本消失，唯有失眠状态反复，睡眠时间维持在4~6小时。

第二节 | 头痛

一、基本介绍

头痛是指因风寒湿热之邪外袭，或痰浊瘀血阻滞，致使经气上逆，或肝阳郁火上扰清空，或气虚清阳不升，或血虚脑髓失荣等所致的慢性反复发作性且经久不愈的头部疼痛。

西医学中神经性头痛、血管性头痛、紧张性头痛、丛集性头痛、颈椎病性头痛、外伤后头痛综合征、枕大神经痛，以及传染性或感染性发热病、高血压病等所引起头痛表现者，均可参照本节辨证论治。但颅内占位性病变、脑出血、脑梗死、蛛网膜下腔出血等头痛者，不在本节讨论范围。

（一）病因

1. 六淫外袭，上犯巅顶

风为百病之长，多夹时气为患，且伤于风者，上先受之，故头痛以风邪所致者最多。风邪常兼夹寒、湿、热邪为患，或直犯清窍，或循经络上干。

2. 情志失调，郁火上扰

忧郁恼怒太过，肝失条达，肝气郁结，气逆上犯于头则头痛；肝气郁结化火，火随气逆上扰巅顶，亦可致头痛。

3. 脾胃气虚，痰蒙清窍

饮食不节或忧愁思虑过度，劳伤脾胃，致脾阳不振，运化失职，痰湿中阻，清阳不升则清空失养；或痰阻脑脉，气血不通，均可致头痛，且头痛昏重。

4．跌仆损伤，瘀阻脑络

跌打坠仆，脑脉损伤，瘀血停留，或气滞血瘀，久病入络，阻脑窍脉络，致气血不能上荣头目，则头痛如刺，经久不愈。

5．肝肾阴亏，肝阳上扰

长期情志刺激，气郁化火，耗伤阴液；或年老体虚，房劳伤肾精亏虚，水不涵木，木少滋荣则可致肝阳上亢，上扰清空而致头痛，并见头目眩晕、目涩、耳鸣等头目清窍失养之症。

6．内伤不足，脑窍失养

先天禀赋不足，或年老气血衰败，或久病体弱，或饮食劳倦内伤脾肾。气血亏虚，气虚则清阳不升，血虚则脑髓失养而致头痛；肾精亏损，髓海空虚；或肾阳衰微，寒从内生，清阳失旷，二者均可致头痛。

（二）病机

外感头痛起病多较急，经适当治疗，病症祛除亦较快。内伤头痛病势缓，病程较长，多反复发作，常因劳累紧张、情志不遂或受外邪而诱发或加重。病位在脑，涉及肝、脾、肾三脏。外感头痛以实证居多；内伤头痛以虚证、虚中夹实多见。本虚以气血虚弱，中气不足，肝肾阴精亏虚等常见，标实则以风寒湿热、痰浊、瘀血、气滞等常见。

二、中医辨证分型

头痛，首载于《黄帝内经》，《素问·平人气象论》云："欲知寸口太过与不及，寸口之脉中手短者，曰头痛。"《黄帝内经》将头痛分为外感与内伤两类，或寒邪外侵，或下虚上实，或肠胃功能失调，致使经气逆上，干于清道，不得运行，壅遏而作痛。金元医家李东垣认为，风寒、风热、湿热、痰浊或是阻经络，或是上扰神明，以及气血亏虚，髓海失养都可导致头痛，他在《兰室秘藏·头痛论》中进行了系统的论述。

2008年中华医学会发布的《中医内科常见病诊疗指南·中医病证部分》将头痛的中医辨证分型分为风寒头痛证、风热头痛证、肝阳头痛证、痰湿头痛证、瘀血头痛证、郁火头痛证、气血亏虚头痛证、肾虚头痛证八型。

三、中医特色疗法干预调理

（一）推拿法

1. 推三点

【选穴】所谓"三点"指神庭穴、头维穴、太阳穴。

【操作】先推神庭穴，用双拇指交替，从头发尖过神庭穴，入发际1寸，用力10次；然后推太阳穴，双拇指分别用力按住太阳穴，用力推至耳尖为止；最后推头维穴，方法同上。

【频次】每穴位用力推10次，绝大部分疼痛立即缓解或暂消失，可每天2次。

2. 常梳头

【操作】将双手指稍弯曲，呈耙子状，大拇指分别放在两太阳穴，双小指在神庭穴附近，反复用力向后梳理。

【频次】由轻到重12~16次，每日可反复进行多次，可调整头部气血运行，防止头痛发作。

3．按摩

疏通经脉，调畅气血，防止头痛发生。

【选穴】常选前额、太阳穴、百会穴、风池穴及沿疼痛部位循经取穴。

【操作】用指腹按摩穴位。

【频次】每次15分钟，每日2次。

（二）针刺疗法

针刺疗法是使用毫针刺激穴位，达到调整阴阳，扶正祛邪，疏通经络的作用，一般选用足阳明胃经、足太阳膀胱经、足少阳胆经、足厥阴肝经、足少阴肾经、足太阴脾经、督脉的穴位。

【选穴】

外感头痛：巅顶部痛者，取百会穴、通天穴、阿是穴、行间穴刺之；前头部痛者，取上星穴、头维穴、阿是穴、合谷穴刺之；后头部痛者，取后顶穴、天柱穴、阿是穴、昆仑穴刺之。

肝阳头痛：取风池穴、肝俞穴、肾俞穴、行间穴、侠溪穴、太冲穴、太溪穴刺之。

痰湿头痛：取中脘穴、内关穴、丰隆穴、解溪穴刺之。

气血亏虚头痛：取脾俞穴、肾俞穴、关元穴、足三里穴、上星穴、百会穴刺之。

瘀血头痛：取阿是穴、合谷穴、三阴交穴、膈俞穴、委中穴刺之。

【频次】每日1次，每次留针15~20分钟。

【疗程】10次为1个疗程。

四、医案

患者，女，42岁。

【**主诉**】周期性经期头痛3个月余。

【**现病史**】患者就诊时面部表情痛苦，面色蜡黄。前一日晚间来月经，第二日早间出现剧烈头痛，伴有恶心想吐。头顶部疼痛剧烈，枕后部和前额眉心处疼痛明显，活动头颈部疼痛加剧。

【**查体**】头顶头皮压痛，枕后肌群广泛压痛，双侧颈1～3横突压痛，以右侧明显。双侧胸锁乳突肌压痛。胸3～4棘突压痛。腹部胀气。舌胖大质暗紫苔白腻，脉沉涩。

【**辅助检查**】无。

【**既往史**】无。

【**中医诊断**】经行头痛，气虚血瘀证。

【**西医诊断**】经前期综合征。

【**治则**】益气养血，温经散寒，逐瘀通经。

【**选穴**】双侧头穴、颈穴及加强、背穴、三焦穴。

【**操作**】直刺0.2～0.5寸，斜刺0.5～1寸，根据病位进行调整，根据患者的反应调针、补针，留针20～40分钟。

【**疗效**】进针后不断调针至头痛缓解80%以上，枕颈部压痛点消失，腹部变软。留针30分钟，患者进入睡眠状态。取针后，患者感觉身体轻松，面色转红润。

（来源于永洲颅针工作室，周红教授）

第三节 ｜ 糖尿病前期

一、基本介绍

糖尿病前期又称为糖调节受损，指空腹血糖介于正常血糖与糖尿病之间的中间高血糖状态，是糖尿病发病前的过渡阶段，包括空腹血糖受损（impaired fasting glucose，IFG）、糖耐量减低（impaired glucose tolerance，IGT）以及两者的混合状态（IFG+IGT），诊断标准参见表4.2。

表4.2　中国成人糖尿病前期诊断标准

静脉血浆葡萄糖及HbA1c水平	糖尿病前期		
	IFG	IGT	IFG+IGT
空腹血糖（毫摩/升）	≥6.1，＜7.0	＜6.1	≥6.1，＜7.0
加上糖负荷后2小时血糖（毫摩/升）	＜7.8	≥7.8，＜11.1	≥7.8，＜11.1
和（或）加上HbA1c（百分数）		≥5.7，＜6.5	

注：HbA1c为糖化血红蛋白。

受人口老龄化、城市化进程、生活方式改变、超重或肥胖及高甘油三酯血症的患病率增加等因素的影响，我国糖尿病前期患病率持续升高，患病人群数量庞大。这些个体每年有5%～10%进展为糖尿病，即一旦诊断为糖尿病前期，则预示着发生糖尿病的风险大大增加，而糖尿病将大大增加心脑血管疾病风险，以及糖尿病肾病、视网膜病变、神经病变等慢性并发症发生风险。此外，研究显示，糖尿病前期个体罹患心血管疾病、微血管病变、肿瘤、痴呆、抑郁等疾病风险增加，这与高血糖的损害密切相关，提示高血糖对人体的损害在糖尿病前期就可发生。因此，对糖尿病前期患者进行适当及规律的干预使其逆转为血糖正常人群，对于个体预后具有重要意义，干预目标至少应尽力维持在糖尿病前期，力争阻止或延缓其进展为糖尿病。

二、中医辨证分型

中医将糖尿病前期归属于中医学"脾瘅""食郁""肥胖"等范畴。其中"脾瘅"的发生发展与糖尿病前期的病程进展最为贴合，在《素问·奇病论》中有关于"脾瘅"最早的记载"有病口甘者，病名为何？何以得之？岐伯曰：此五气之溢也，名曰脾瘅。夫五味入口，藏于胃，脾为之行其精气，津液在脾，故令人口甘也，此肥美之所发也，此人必数食甘美而多肥也，肥者令人内热，甘者令人中满，故其气上溢，转为消渴"。此后的诸多医家也进行了相关论述，如《张氏医通·口》曰："口者，脾之所主……脾热则口甘，经云有病口甘者，此五脏之溢也，名曰脾瘅。"《临证指南医案·脾瘅》云："口甘一症，内经谓之脾瘅，此甘非甘美之甘，瘅即热之谓也。"进一步阐明"口甘"为口中感到有甜味、黏腻的感觉，是脾瘅的主要症状之一，脾瘅的发生主要因饮食失节，脾失健运，湿浊内生，郁而化热所致。

关于脾瘅的病因病机，《灵枢·五变》提出"五脏皆柔弱者，善病消瘅"。先天禀赋不足、五脏虚弱是脾瘅发病的内在因素，脾虚为发病之根本。素体脾虚致脾主运化水谷功能失常，加之长期过食膏粱肥甘厚味之品、嗜酒无度，生湿酿热，久致脾胃功能受损，水谷精微布散失常，水液失于运化，水积为饮，内生湿邪，日久郁而化热，形发为脾瘅；情志内伤，七情无制可致五脏受损，忧思伤脾怒伤肝，肝旺脾虚，亦可导致脾虚湿盛，郁热自生，长此以往，亦可致脾瘅。此外，劳逸失常，耗伤气血、阴液、精津，终将转为消渴。

本书参考《糖尿病前期病证结合诊疗指南》（2021年版）的中医辨证分型，将糖尿病前期分为脾胃壅滞证、湿热蕴结证、脾虚痰湿证、肝郁气滞证和气阴两虚证。

三、中医特色疗法干预调理

（一）针刺疗法

【选穴】主穴：脾俞穴、胃俞穴、肝俞穴、章门穴、中脘穴、期门穴、至阳穴。配穴：太冲穴、合谷穴、足三里穴、阴陵泉穴、三阴交穴、丰隆穴、上巨虚穴、下巨虚穴等。

【适应病症】糖尿病前期脾胃壅滞证、肝郁气滞证。

【操作】患者取仰卧位，各穴皮肤常规消毒，进针得气后行中等强度刺激的平补平泻手法，留针30分钟。

【疗程】每周2～3次，12周为1个疗程。

（二）耳穴疗法

【选穴】胃穴、神门穴、饥点穴、内分泌穴、三焦穴、交感穴、肾穴、口穴、大肠穴、脾穴。

【操作】全程选用王不留行籽耳穴贴刺激穴位，每次单侧取穴，选4~6穴，具体操作方法详见前文耳穴疗法相关内容。

【疗程】两耳交替，每隔2日或3日更换1次，12周为1个疗程。

（三）穴位埋线

【选穴】主穴：中脘穴、天枢穴、大横穴、关元穴、足三里穴。配穴根据辨证取穴，随证加减。

【疗程】根据治疗部位对线的吸收时间不等，每2周埋线1次，12周为1个疗程。

（四）艾灸疗法

【主穴】肺俞穴、脾俞穴、肾俞穴、中脘穴、大椎穴、足三里穴、关元穴、神阙穴等。

【疗程】每日1次，每次20~30分钟，10次为1个疗程。

四、医案

患者，女，33岁。

【主诉】体检发现空腹血糖6.7毫摩/升。

【现病史】口黏，口苦，腹胀满，纳食不香，食少，体质量不断上升，睡眠浅，多梦易醒，大便时干时溏，黏而不爽，月经量少，2~3天即净。

【查体】体形肥胖，身体质量指数（BMI）37.2，腹围110厘米，舌胖大，有齿痕，苔白，根黄厚腻，脉弦滑。

【辅助检查】体检发现空腹血糖6.7毫摩/升。后行2小时口服葡萄糖耐量试验10毫摩/升，血脂：总胆固醇6.01毫摩/升，甘油三酯

1.9毫摩/升，低密度脂蛋白胆固醇5.62毫摩/升，尿酸492微摩/升。女性性激素六项检查、甲状腺功能正常。

【既往史】既往高尿酸血症、高脂血症病史1年余。肥胖5年余。

【中医诊断】脾瘅，脾虚痰热证。

【西医诊断】①糖尿病前期。②肥胖。

【治则】调中健脾，升清降浊。

【治疗经过】

（1）针刺治疗。①选穴：上脘穴、中脘穴、下脘穴、天枢穴、滑肉门穴、大横穴、气海穴、足三里穴、内关穴、大横穴、丰隆穴。②操作方法：天枢穴、滑肉门穴、大横穴及丰隆穴用泻法。治疗5天，休息2天，4周为1个疗程，治疗2个疗程。

（2）运动疗法。每天慢跑40分钟，核心肌力训练10~15分钟，循序渐进。

（3）三餐饮食按照制定食谱饮食。

【疗效】随访：2个疗程后查空腹血糖5.6毫摩/升，2小时口服葡萄糖耐量试验7.6毫摩/升，BMI 30.1，腹围87厘米。嘱其坚持既往制订的运动、饮食方案。停止针灸治疗4个月后空腹血糖5.4毫摩/升，2小时口服葡萄糖耐量试验7.1毫摩/升，BMI 28.34，腹围84.5厘米，血脂：总胆固醇4.36毫摩/升，甘油三酯1.4毫摩/升，低密度脂蛋白胆固醇4.17毫摩/升，尿酸370微摩/升。

第四节 ┃ 血脂异常

一、基本介绍

血脂异常（dyslipidemia）通常指血清中总胆固醇（TC）、甘油三酯（TG）、低密度脂蛋白胆固醇（LDL-C）水平升高，伴或不伴高密度脂蛋白胆固醇（HDL-C）水平降低。长期的血脂异常是心脑血管疾病的危险因素之一，容易导致动脉粥样硬化，其中，以LDL-C或TC升高为特点的血脂异常是动脉粥样硬化性心血管疾病（atherosclerotic cardiovascular disease，ASCVD）重要的危险因素；降低LDL-C水平，可显著减少ASCVD的发病及死亡危险。因此，有效地控制血脂异常，对心脑血管疾病的防控具有重要意义。此外，血脂异常还可能引起急性胰腺炎、肾病等疾病，增加肿瘤患病风险。

目前关于血脂异常的诊断，根据《中西医结合内科学》（全国中医药行业高等教育"十四五"规划教材）、《血脂异常中西医结合诊疗专家共识》（2017年版），血脂异常的定义为：TC≥5.18毫摩/升、TG≥1.70毫摩/升、LDL-C≥3.37毫摩/升、HDL-C＜1.04毫摩/升，上述血脂指标有一项异常则可诊断为血脂异常。具体可参考表4.3。

表4.3 中国人群血脂合适水平和异常分层标准
[毫摩/升（毫克/分升）]

血脂指标	理想水平	合适水平	边缘升高	升高	降低
TC		<5.2（200）	≥5.2（200）且<6.2（240）	≥6.2（240）	
TG		<1.7（150）	≥1.7（150）且<2.3（200）	≥2.3（200）	
LDL–C	<2.6（100）	<3.4（130）	≥3.4（130）且<4.1（160）	≥4.1（160）	
HDL–C					<1.0（40）

二、中医辨证分型

　　血脂异常是现代医学提出的病名，在历代文献中关于血脂异常的认识记载虽少，但仍可溯源，在《素问·通评虚实论》中提到"凡治消瘅、仆击、偏枯萎厥，气满发逆，甘肥贵人，则膏粱之族也"。在《灵枢·血络论》又提及"血气俱盛而阴气多者，其血滑，刺之则射，阳气蓄积，久留而不泻者，其血黑以浊，故不能射"。因此，多数中医学者认为，血脂异常可归属于中医学"血浊""脂浊"等范畴，血脂异常的中医病因病机常与饮食、情志、体质相关。素体肥胖或素体阴虚，是造成本病原因之一。恣食肥甘厚腻，嗜酒无度，脾胃受损，脾失健运，水谷不正化，化生痰湿，痰湿中阻，精微物质输布失司，亦是本病的常见病因。长期情志抑郁不遂，肝失条达，疏泄失常，气血运行不畅，气滞血瘀，膏脂布化失度，伤及脾胃，内生痰湿，可导致本病。此外，肝肾不足之人，肝肾阴虚则肝阳偏亢，木旺克土，脾虚生湿，亦可发为本病。

　　本病多为本虚标实，本虚是指脏腑亏虚，标实是痰浊瘀血，与肝、脾、肾三脏关系最为密切，病变多延及全身脏腑经脉。其主要的病机是肝脾肾虚，痰浊瘀血，阻滞经脉，而致膏脂布化失度。

本书参考《血脂异常中西医结合诊疗专家共识》（2017年版）的中医辨证分型，将血脂异常分为痰浊内阻证、脾虚湿盛证、气滞血瘀证和肝肾阴虚证四型。

三、中医特色疗法干预调理

（一）耳穴疗法

【选穴】脾穴、胃穴、三焦穴、神门穴、肝穴、肾穴、小肠穴、内分泌穴，或取敏感点。

【操作】全程选用王不留行籽耳穴贴刺激穴位，每次单侧取穴，选4～6穴，具体操作方法详见前文耳穴疗法相关内容。

【疗程】两耳交替，3天更换药1次，5次为1个疗程，共1～4个疗程。

（二）穴位埋线

【选穴】主穴选丰隆穴、天枢穴、脾俞穴。配穴根据辨证取穴，随证加减。

【疗程】根据治疗部位对线的吸收时间不等，每次埋线间隔2～4周，1～5次为1个疗程。

（三）走罐疗法

【选穴】膀胱经背部第一侧线穴位。

【操作】沿膀胱经背部第一侧线进行走罐，患者俯卧位，以医用凡士林油均匀涂于背部，根据患者体质及耐受程度，取大小合适的玻璃罐，以适当的力度吸附于背部，推动其上下移动，要求在移动过程中患者没有明显疼痛，上下推动数次，以出现皮下瘀点或瘀斑为度。

【疗程】每周1~2次，10次为1个疗程。

（四）刺络放血

【选穴】心俞穴、膈俞穴、肝俞穴。

【操作】选择具有浮络及阳性反应点的穴位，选用三棱针或一次性使用注射针头点刺出血；若没有发现浮络及阳性反应点，则选用梅花针叩刺，中等力度，以出现血珠为度。3个穴位交替选用。

【疗程】每周1次，10次为1个疗程。

四、医案

患者，男，32岁。

【主诉】体检发现脂肪肝，近3月体质量增加15千克。

【现病史】体检查出中度脂肪肝，近3月体质量增加15千克。长期暴饮暴食，喜碳酸饮料，饮食控制不理想，平素嗜睡，反酸。

【查体】舌苔黄腻，脉弦滑。

【辅助检查】甘油三酯6.2毫摩/升，低密度脂蛋白胆固醇正常。

【既往史】无。

【中医诊断】脾瘅，脾胃湿热证。

【西医诊断】血脂异常。

【治则】清利湿热，条畅中焦。

【**治疗经过**】选用穴位埋线疗法，选穴：带脉穴、中脘穴、章门穴、天枢穴、足三里穴。

【**疗效**】3次后患者食欲明显减退，5周后体质量减轻5千克。

第五节 ｜ 高尿酸血症（附：痛风）

一、基本介绍

　　高尿酸血症（hyperuricemia，HUA）是嘌呤代谢紊乱引起的代谢综合征。无论男性还是女性，在正常嘌呤饮食下，非同日2次空腹血尿酸水平超过420微摩/升即可诊断为高尿酸血症。随着社会经济的发展，人们的生活方式及饮食结构发生巨大变化，我国高尿酸血症的患病率逐年增高，并呈年轻化趋势，现已成为仅次于糖尿病的第二大代谢性疾病。

　　高尿酸血症不仅仅是代谢性疾病，更是属于多系统受累的全身性疾病。当血尿酸升高而未出现痛风性关节炎、痛风石或尿酸结石表现者称之为无症状性高尿酸血症。当血尿酸水平超过其在血液或组织液中的饱和度，可形成尿酸钠晶体并沉积，若在关节局部沉积，诱发局部炎症反应和组织破坏，即为痛风。若在肾脏沉积则易引发急性肾病、慢性间质性肾炎或肾结石，由此发展为尿酸性肾病。此外，有许多证据表明，高尿酸血症和痛风性关节炎是慢性肾病、高血压病、心脑血管疾病及糖尿病等疾病的独立危险因素，是过早死亡的独立预测因子。因此，无论是无症状性高尿酸血症或是痛风，尽早、及时地干预治疗，对于控制疾病进展、减少并发症发生以及提高生活质量都具有重要意义。本节将介绍高尿酸血症及痛风的中医调理方案。

二、中医辨证分型

高尿酸血症因起病之初多无症状，故在历代中医文献中未见相关记载，通过对高尿酸血症者所表现的症状或由高血尿酸所引发的相关疾病的诊疗探索，现代中医学者将无明显关节症状的高尿酸血症归属于"血浊"范畴；当无症状性高尿酸血症发展成痛风性关节炎时，根据关节痛急性发作的表现，可归属于"历节""热痹""着痹""白虎历节"的范畴；若痛风反复发作，关节肿胀变形，局部有痛风石形成，可归属于"顽痹""骨痹"的范畴；当痛风持续时间过长，临床出现肾功能不全、水肿、小便不利等肾脏病变为主要表现时，则归属于"水肿""关格""虚劳"的范畴。

高尿酸血症的发生多因先天禀赋不足，后天摄生不甚，或嗜食肥甘厚味而致脾胃受损，运化失职；或外邪侵袭、寒热失调、劳倦过度等导致肝、脾、肾和三焦等脏腑气化功能失调，聚湿生痰，停滞体内发为高尿酸血症。脾失运化所致湿热、痰湿等病理产物蓄积，阻碍经络气血畅通，发为痛风，若湿痰久停，蓄积于经络、关节，日久而成痰浊、瘀毒，则见骨节肿大畸形，或生痰核结节、痛风石。

无论高尿酸血症是否有临床症状，脾肾失调、湿浊内蕴均为基本病机。由于病因不同，体质差异，当出现关节症状时，可分为湿热毒蕴证和寒湿痹阻证。痛风经治疗后好转，处于稳定阶段，但湿、痰、瘀、毒伏藏体内，本虚与标实互为因果，相互影响，难以速愈和根治。邪壅正衰，败坏脏腑，会转为肾劳，甚至渐成关格危候。具体证候分型参考《痛风及高尿酸血症中西医结合诊疗指南》，分为湿浊内蕴证、湿热毒蕴证、寒湿痹阻证、痰瘀痹阻证、脾虚湿热证、脾肾亏虚证。

三、中医特色疗法干预调理

（一）针刺疗法

【选穴】脾俞穴、肾俞穴、足三里穴、三阴交穴、阴陵泉穴、丰隆穴。

【操作】患者取坐位，以75%酒精或碘伏消毒腧穴，直刺进针，得气后提插捻转行平补平泻手法运针10秒。根据患者情况留针约30分钟后出针。

【疗程】每周3次，1个月为1个疗程。

（二）耳穴疗法

【选穴】无症状高尿酸血症及痛风缓解期可选择神门穴、肝穴、脾穴、肾穴、内分泌穴、三焦穴、肾上腺穴、皮质下穴作为主穴，若痛风发作期可选择相应部位对应的耳穴。

【操作】全程选用王不留行籽耳穴贴刺激穴位。

【疗程】两耳交替，每次贴压时间3～5天，每周1次，4周为1个疗程。

（三）艾灸疗法

【选穴】主穴：膈俞穴、血海穴、肾俞穴、关元穴、足三里穴、阴陵泉穴。配穴：肩部取肩贞穴、肩髃穴，肘部取曲池穴、尺泽穴，腕部取外关穴、阳池穴、阳溪穴，手部取合谷穴、八邪穴，股部取环跳穴、风市穴，膝部取膝眼穴、鹤顶穴、阳陵泉穴，踝部取昆仑穴、申脉穴、照海穴、太溪穴、三阴交穴，足部取太冲穴、八风穴及各部位相应阿是穴。

【操作】艾条温和灸穴位及相应阿是穴5~15分钟，以局部皮肤红晕热透为度。

【疗程】每周3次，12次为1个疗程。

（四）中药外敷

【药物】大黄、侧柏叶、黄柏、泽兰、薄荷按2∶2∶1∶1∶1的比例制成散剂。

【操作】将散剂倒入碗内，加入适量蜂蜜和水，调成糊状。用生理盐水棉球擦洗患处皮肤，将调好的药物平摊在胶布上，厚薄适中，加热1分钟后适温敷在患处。

【疗程】关节症状发作时外敷，每日2次，每次外敷30分钟。

四、医案

患者，男，54岁。

【主诉】反复双膝关节肿痛10年再发加重1周。

【现病史】患者诉10年前无明显诱因出现膝关节疼痛，轻度肿胀，继而踝关节疼痛，手指多个小关节肿痛，压痛明显，活动受限，经当地医院检测，测尿酸722微摩/升，诊断为痛风性关节炎，经服别嘌醇后缓解，此后偶遇受寒或饮酒后加重，自行贴云南白药膏治疗，症状可略加缓解，但经年不愈。此次再发，经自行处理无效，特来广州中医药大学第三附属医院就诊，刻下症：双膝关节疼痛，肿胀，屈伸不利，压痛明显，活动后加重。

【查体】查其双膝关节压痛明显，屈伸受限，肿胀，关节无畸形，皮肤无破溃，肤温不高，双膝关节回旋挤压试验阴性，浮髌试验阴性，双下肢感觉肌力可。舌质淡红、苔薄白，诊其脉，两关濡弱，尺部显沉且涩。

【辅助检查】化验检查肝肾功能正常，血尿酸595微摩/升，尿微量蛋白67毫克/升，尿微量白蛋白/尿肌酐300毫克/克。

【既往史】平素体健，否认高血压、糖尿病等病史，无肝炎、结核等传染病史。有30年饮酒史，每日约500毫升。

【中医诊断】膝痹，属浊瘀痹；脾肾虚损，痰湿血瘀证。

【西医诊断】痛风性关节炎。

【治则】化湿祛痰，泻毒逐瘀。

【治疗经过】患者顾虑吃药，坚持要求使用针灸治疗，取毫针刺双侧内外膝眼、足三里穴、阴陵泉穴、阳陵泉穴、梁丘穴、血海穴，加电脉冲连续波，每日1次，同时取委中穴刺络放血，3日1次。3天后，患者膝关节疼痛无明显减轻，为增强疗效，在此基础上，给予背俞穴针罐疗法治疗。查其脾俞穴、膈俞穴、三焦俞穴、肾俞穴、气海俞穴、大肠俞穴等穴位有敏感点，故取上述背俞穴针刺加拔火罐，每周5次。

【疗效】从2015年5月25日初诊连续治疗到2015年8月20日，复查血尿酸477微摩/升，尿微量蛋白/尿肌酐＜30毫克/克。2016年3月14日再次复查，血尿酸412微摩/升，尿微量白蛋白/尿肌酐＜30毫克/克。膝关节肿痛症状消失，已能正常参加生产劳动。

第六节 ┃ 单纯性肥胖

一 、基本介绍

肥胖症是指热量摄入大于消耗，造成脂肪在体内积聚过多和（或）分布异常，致实际体重超过标准体重20%的病理状态。肥胖患者通常食物摄入过多，或是机体代谢异常，体内脂肪细胞的数目和体积上升而引起局部脂肪积聚。根据肥胖的不同病因，可以分为单纯性肥胖和继发性肥胖两大类，其中单纯性肥胖无明显内分泌、代谢原因，占肥胖人群的95%以上。

肥胖的临床评估包括以下几个方面。

（一）一般指标

身体质量指数（body mass index，BMI）是测定肥胖的最常用指标和公认标准；腰围、臀围和腰臀比可作为区分外周性肥胖和中心性肥胖的初步判断指标；进一步可检查脂肪含量和全身脂肪分布，多采用腹内脂肪测定或双能X线吸收法。中国肥胖问题工作组和中国糖尿病学会将BMI≥28.0千克/米^{2}定义为肥胖，BMI值在18.5～23.9千克/米^{2}定义为正常体质量，BMI值在24.0～27.9千克/米^{2}定义为超重。

（二）腰围、臀围及腰臀比

成年男性腰围≥90厘米、成年女性腰围≥85厘米，或男性、女性腰臀比＞1.0即可诊断为腹型肥胖。

（三）代谢指标及肥胖并发症评估

可根据具体情况进行器官功能测定（如心、肺、肝、肾）及代谢状态（糖、脂代谢指标）和内分泌指标（如甲状腺功能、性腺功能及下丘脑-垂体功能）评估，必要时测定炎症因子和免疫指标，根据代谢异常程度或并发症数量对肥胖程度进行评估。

二、中医辨证分型

传统医学对肥胖的认识和治疗历史悠久。《黄帝内经》将肥胖分为"脂人、肥人、膏人、肉人"等类型，其发生的主要病因为饮食不节、运动匮乏、情志所伤、先天禀赋、年老体弱等，其病理因素为湿浊痰瘀内聚；主要病位在脾，与肾关系密切；病机为本虚标实，本虚为脾肾气虚，标实多为痰湿膏脂血瘀内停。故而"肥人多痰""肥人多湿""肥人多气虚"。病程中可出现虚实之间的转化、病理产物之间的转化、变生他病等3种转归趋势。

国内多位学者在结合现代医学手段的基础上，对肥胖症进行了更精确的分类。如结合患者的形体表征、代谢水平及中医证候特征，将肥胖分为代谢正常性肥胖（脂人）、高代谢性肥胖（肥人）、低代谢性肥胖（膏人）、炎症代谢性肥胖（肉人）4种类型；以《黄帝内经》"脂人、肥人、膏人、肉人"的形体特点进行辨证作为肥胖分型的定量判别标准；或从中医体质学入手，将肥胖分为气虚肥胖型、痰湿肥胖型和痰湿挟瘀型三型。

本书采用《基于临床的肥胖症多学科诊疗共识》（2021年版）中医辨证分型，将肥胖分为胃热滞脾证、痰湿内蕴证、脾虚不运证、脾肾阳虚证四型。

三、中医特色疗法干预调理

（一）耳穴疗法

【选穴】交感穴、大肠穴、胃穴、脾穴、饥点穴、三焦穴和内分泌穴。

【操作】全程选用耳穴贴（内为王不留行籽）。暴露耳穴操作部位，先用75%酒精局部消毒，将耳穴贴贴压于相应穴位，取下时用75%酒精润湿并消毒。嘱受试者每日三餐进食前及睡前15分钟按压各耳穴，每穴每次按压约50次，以耳穴微微发热为宜。嘱治疗者按压耳穴后多饮水，注意休息，自身清洁时注意保持耳部干燥。

【疗程】耳穴贴每5天更换1次，两耳交替使用，6次为1个疗程。

（二）穴位埋线疗法

【选穴】中脘穴，水分穴，天枢穴，大横穴，带脉穴，滑肉门穴，气海穴，关元穴，外陵穴，足三里穴，胰俞穴。

【频次】每周1次。

【疗程】3个月为1个疗程。

四、医案

患者，女，31岁。

【主诉】体重84.3千克，BMI 37.5，来诊减重。

【现病史】患者工作半年体重增加10千克，纳佳寐可，二便调，月经周期推迟不规律（周期为60～180天），量少。晚睡，精神疲乏，情绪波动较大，压力大。无家族肥胖史，个人疾病史无特殊。

【查体】舌淡红，苔稍黄，有齿痕，脉弱。

【辅助检查】无。

【既往史】无。

【中医诊断】肥胖，脾虚痰湿证。

【西医诊断】单纯性肥胖。

【治则】健脾益气，化痰利湿。

【选穴】肥三针、脾俞穴、胰俞穴。

【操作】患者仰卧位，选取穴位局部常规消毒，术者双手消毒，将聚乙酸酯线包装打开后，置于一次性弯盘中，确保操作过程中的无菌环境。术者通常一手持一次性注射针头，一手用直齿止血钳将线体放入针头前端。此时线体有一半长度暴露于针头外侧。埋线部位消毒后，将带有线体的注射针头刺入穴位后得气出针。由于聚乙酸酯材质柔软，在针头破皮的阻力下，线体对折进入皮下，出针。检查是否有线体外露，如有暴露，则用镊子取出线体，并用消毒干棉球按压针孔15～30秒以防出血。治疗频率：每周1次，逢经期延后。

【疗效】治疗效果：4周后，患者体重81.2千克，睡眠改善，精神改善，情绪稳定。因到外地，治疗中断，嘱患者节饮食，适量运动，继续外地针灸埋线等治疗。

第 ⑤ 章
妇科疾病

第一节 ︱ 多囊卵巢综合征

一、基本介绍

多囊卵巢综合征是常见的内分泌疾病，影响全球多达18%的育龄期女性，是以排卵异常、高雄激素表现、卵巢呈多囊样改变为特征的一组临床综合征，常与胰岛素抵抗、肥胖、不孕和心血管疾病相关，其心理健康及生活质量也受到不同程度的影响。胰岛素抵抗和高胰岛素血症是多囊卵巢综合征的关键病理生理因素，高达80%的多囊卵巢综合征女性出现超重或肥胖，此外，高雄激素血症被认为是多囊卵巢综合征卵泡发育受损和代谢紊乱的关键因素。

多囊卵巢综合征的临床评估包括以下几个方面。

（一）多囊卵巢综合征的诊断标准

2011年中华医学会妇产科学分会内分泌学组及指南专家组提出了多囊卵巢综合征的诊断标准。疑似多囊卵巢综合征：月经稀发、闭经或不规则子宫出血是诊断的必须条件。另外再符合下列两项中的一项即可诊断为疑似多囊卵巢综合征。①高雄激素临床表现或高雄激素血症；②超声下表现为一个或多个切面可见一侧或双侧卵巢内直径2~9毫米的卵泡≥12个，和（或）卵巢体积≥10毫升。确诊多囊卵巢综合征：具备上述疑似多囊卵巢综合征诊断条件后还必须排除其他可能引起高雄激素的疾病和引起排卵异常的疾病才能确定诊断。

（二）青春期多囊卵巢综合征的诊断

对于青春期多囊卵巢综合征的诊断必须同时符合以下3个指标，包括：①初潮后月经稀发持续至少2年或闭经；②高雄激素临床表现或高雄激素血症；③超声下卵巢多囊样改变。同时应排除其他疾病。

（三）多囊卵巢综合征的临床表现

1．月经失调

月经稀发（每年月经次数≤6次）、闭经或不规则子宫出血。

2．不孕症

夫妻同居正常性生活无避孕1年未孕，排除男方精液和女方输卵管异常后确认女方无排卵或稀发排卵。

3．痤疮

15%~25%多囊卵巢综合征患者中可于面部、胸背、肩部等部位出现痤疮。痤疮的分级为：轻-中度以粉刺、红斑丘疹、脓丘疱疹为主；重度以脓疱结节、囊肿、结疤炎症状态为主。

4．多毛症

多囊卵巢综合征患者多表现为性毛过多，即雄激素依赖性体毛过度生长。

5．肥胖

以腹型肥胖为主，可通过腰围或腰臀比表示肥胖的类型。若女性腰臀比≥0.8，或腰围≥85厘米，可诊断为腹型肥胖。

6．黑棘皮病

多见于严重胰岛素抵抗患者，常表现为外阴、腹股沟、腋下、颈后等皮肤皱褶处呈灰棕色、天鹅绒样片状角化过度。

（四）胰岛素抵抗的评估

（1）稳态模型的胰岛素抵抗指数＝空腹血糖（毫摩/升）×空腹胰岛素（微单位/升）÷22.5＞1.66。

（2）高胰岛素血症：空腹胰岛素＞10毫摩/升；或胰岛素释放试验2h后胰岛素＞80国际单位/升。

二、中医辨证分型

对于多囊卵巢综合征的辨证论治分为青春期、育龄期两个阶段，青春期重在调经，以调整月经周期为本，育龄期以助孕为要。多囊卵巢综合征在祖国医学中没有对应病名，根据临床表现可见于月经后期、闭经、崩漏、癥瘕、不孕症等病。《寓意草》曰："窠囊之痰，如蜂子之穴于房中，如莲实之嵌于蓬内。"其中提出的"窠囊"即如同卵巢多囊样改变。其发生的主要病因为禀赋素弱、饮食失节、情志内伤、久居湿地等原因，主要是肾-天癸-冲任-胞宫轴功能失调，与肝、脾、肾三脏功能失调密切相关，又以痰湿为主要影响因素，肾虚为主要原因。本书采用《中医妇科学》（全国中医药行业高等教育"十四五"规划教材）中医辨证分型，将多囊卵巢综合征分为肾阴虚证、肾阳虚证、脾虚痰湿证、气滞血瘀证、肝郁化火证五型。

三、中医特色疗法干预调理

（一）电针疗法

【选穴】中脘穴、气海穴、关元穴、中极穴、子宫穴、大赫穴（双）、外陵穴（双）、足三里穴（双）、丰隆穴（双）、三阴交穴（双）。

【操作】采用0.3毫米×40毫米规格针灸毫针直刺1~1.5寸，电针采用电针仪，选择连续波，强度以患者耐受为度。

【疗程】自月经第7天开始治疗，隔2天治疗1次，每次30分钟，连续治疗3个月经周期。

（二）穴位埋线疗法

【选穴】中脘穴、肾俞穴、中极穴、关元穴、血海穴（双）、三阴交穴（双）、丰隆穴（双）、足三里穴（双）。

【操作】使用内含7号针的一次性针灸器，3-0医用羊肠线切成1厘米线段，浸泡在75%酒精中备用。在针对选定的穴位并快速透皮的同时，慢慢地将针插入。随后，在抽出针管的同时将它推入探针，以将羊肠线留在穴位中（羊肠线留在皮下组织和肌肉之间，不能留在皮下组织中）。拔针后，用消毒棉球压住针孔防止出血。

【疗程】避开月经期，每7～10天治疗1次，连续治疗3个月。

四、医案

患者，女，29岁。

【主诉】月经稀发约17年。

【现病史】12岁月经初潮，周期30～45天；17岁开始月经60～90天，经期4～5天。大学时被诊断为多囊卵巢综合征，需要服药（炔雌醇环丙孕酮或地屈孕酮）方可来经。曾行中药治疗，因长期在国外，间断中药治疗。现已停经3月，未婚未孕，无性生活史。目前睡眠一般，易醒。拒绝激素调经，要求中医治疗。

【查体】腹平软，全部无压痛及反跳痛。舌淡，苔白，脉沉。

【辅助检查】近期查妇科彩超示：双侧卵巢呈多囊样改变，子宫未见明显异常，内膜厚约4厘米。

【既往史】无。

【中医诊断】月经后期，肾虚血瘀证。

【西医诊断】多囊卵巢综合征。

【治则】活血化瘀，固肾调经。

【治疗经过】

一诊

（1）腹针治疗：引气归元（中脘穴、下脘穴、气海穴、关元穴）、商曲穴（双）、滑肉门穴（双）、中极穴、气海穴、下风湿点（双）、水道穴（双）。

（2）中药。

陈皮6克　　　茯苓20克　　　干石斛10克　　　淡附片10克（先煎）

酒萸肉15克　　生地黄25克　　　山药15克　　　　牡丹皮15克

泽泻10克　　　桂枝10克　　　　龙骨30克（先煎）　　　党参20克

首乌藤30克　　制远志15克

7剂，水煎300毫升，分早晚2次，饭后温服。（嘱其服药后复诊）

方义：附子、桂枝温阳，生地黄滋阴补肾，党参健脾，酒萸肉益肝肾，泽泻、茯苓利水渗湿，牡丹皮入血化瘀，石斛滋阴，生龙骨潜阳，首乌藤、远志安神。

二诊　一周后患者复诊。

（1）腹针治疗：处方同前方。

（2）中药：前方续服12剂。

三诊　患者复查彩超示双侧卵巢呈多囊样改变，子宫未见明显异常，内膜厚约7厘米。

（1）中药：患者停经日久，子宫内膜增厚，睡眠改善，原方去首乌藤、远志，加酒黄精滋阴，补骨脂固肾温阳，具体方药如下。

处方一：

陈皮6克　　　　茯苓20克　　　布渣叶10克　　　淡附片10克（先煎）

酒萸肉15克　　生地黄25克　　山药15克　　　　牡丹皮15克

泽泻10克　　　桂枝10克　　　龙骨30克（先煎）　　　党参20克

酒黄精15克　　补骨脂15克

5剂，水煎300毫升，分早晚2次，饭后温服。（先服）

处方二：适当给予活血化瘀方，促进月经来潮。具体方药如下。

白芍10克　　　当归6克　　　赤芍10克　　　熟地黄15克

益母草15克　　乌药10克　　川牛膝10克　　鸡血藤15克

郁金20克　　　桑叶15克　　泽兰15克　　　续断15克

7剂，水煎300毫升，分早晚2次，饭后温服。（后服。服药时若月经来潮，量多则停药，量少则继续服用，若未潮，服药后复诊）

方义：熟地黄、续断固肾，当归、赤芍、泽兰活血化瘀，益母草、鸡血藤养血调经，牛膝引血下行，郁金活血解郁，白芍养血柔肝，乌药行气止痛，桑叶清热。

（2）腹针治疗：引气归元（中脘穴、下脘穴、气海穴、关元穴）、中极穴、气海穴、下风湿点（双）、水道穴（双）。

【疗效】患者停药后5天，月经来潮，6天净，量中，无明显腹痛不适。

第二节 | 痛经

一、基本介绍

痛经是指妇女正值经期或经行前后，出现周期性小腹疼痛，或伴腰骶酸痛，甚至剧痛晕厥，影响正常工作及生活的疾病。

西医学原发性痛经、子宫内膜异位症、子宫腺肌病、盆腔炎性疾病或宫颈狭窄等引起的继发性痛经可参照本病辨证治疗。

二、中医辨证分型

痛经是临床常见病，亦称"经行腹痛"。中医认为痛经病因有生活所伤、情志不和、六淫为害，痛经的病位在冲任与胞宫，其发生与冲任、胞宫的周期性生理变化密切相关。病因病机可概括为"不荣则痛"或"不通则痛"，其证重在明辨虚实寒热。按照2016年中国中医药出版社出版的《中医妇科学》，将痛经中医辨证分型分为寒凝血瘀证、气滞血瘀证、湿热蕴结证、气血虚弱证、肝肾亏损证五型。

三、中医特色疗法干预调理

（一）针灸疗法

1. 实证

【选穴】主穴：三阴交穴、中极穴。配穴：寒凝者加归来穴、地机穴；气滞者加太冲穴；湿热者加合谷穴、次髎穴、阴陵泉穴、子宫穴；腹胀者加天枢穴、气海穴；胁痛者加阳陵泉穴、光明穴；胸闷者加内关穴。

【操作】毫针泻法，寒邪甚者可用艾灸。

2. 虚证

【选穴】主穴：三阴交穴、足三里穴、气海穴。配穴：气血亏虚加脾俞穴、胃俞穴；肝肾不足加太溪穴、肝俞穴、肾俞穴；头晕耳鸣加悬钟穴。

【操作】毫针补法，可加用灸法。

（二）耳穴疗法

【选穴】子宫穴、内分泌穴、交感穴、皮质下穴、神门穴、卵巢穴、盆腔穴、肝穴、肾穴、内生殖器穴、腹穴等。

【操作】全程选用耳穴贴（内为王不留行籽）。暴露耳穴操作部位，先用75%酒精局部消毒，将耳穴贴贴压于相应穴位，取下时用75%酒精润湿并消毒。每日轻轻按压3~5次，以耳穴产生酸、麻、胀、痛感为佳。嘱治疗者按压耳穴后多饮水，注意休息，自身清洁时注意保持耳部干燥。

【疗程】经前5天开始贴，5天后取下换另一侧耳部穴位。治疗7~9天（痛经止则停），1个月经周期为1个疗程，连续治疗3个月经周期。

四、医案

患者，女，35岁。

【**主诉**】反复经期小腹疼痛5年。

【**现病史**】患者5年来经期反复小腹疼痛，冷痛拒按，得热痛减，经血量少，色暗有血块，偶有周期延后，畏寒肢冷，面色青白。

【**查体**】舌暗，有瘀斑，苔白，脉沉紧。

【**中医诊断**】痛经，寒凝血瘀证。

【**西医诊断**】痛经。

【**治则**】温通胞络，祛寒除湿。

【**操作**】小腹横摆1个双孔灸盒（横阵），温灸20分钟；骶髂关节部横摆1个双孔灸盒（横阵），温灸10分钟；雀啄灸关元穴、气海穴、曲骨穴、三阴交穴（距离皮肤2厘米、8次/壮、8壮/穴）。

【**疗程**】月经疼痛期灸，1次/天，灸1～3天。月经后1周再灸10天，为下次月经不痛做准备，共治疗2个月经周期。

第三节 | 不孕症

一、基本介绍

不孕症是无保护性性生活者12月后未获得临床妊娠的一种系统性生殖障碍疾病，世界卫生组织统计，不孕症的发病率达10%～15%。不孕症患者在情感、身体和经济上都面临重大困难。因此，不孕症已成为一个日益严重的公共卫生问题。

不孕症的病因分为3类：①女性因素不孕症主要包括排卵障碍和盆腔因素两个方面，其中排卵障碍的常见原因有下丘脑性闭经或月经失调、垂体性闭经或月经失调、卵巢性闭经或月经失调和其他内分泌疾病等。盆腔因素主要指有先天性生殖系统畸形、子宫颈因素、子宫体病变、输卵管及其周围病变和子宫内膜异位症等。②男性因素不孕症主要是由男性性功能障碍和（或）精液异常所致，其中精液异常包括无精子症、少或弱精子症、畸形精子症、单纯精浆异常。③原因不明不孕症是生育力低下的状态，可能的病因包括隐性子宫输卵管因素、潜在的卵母细胞及精子异常、受精障碍、胚胎发育阻滞、反复胚胎种植失败和免疫性因素等。

二、中医辨证分型

传统医学对不孕的认识和治疗历史悠久。不孕之名首载于《周易·九五爻辞》"妇三岁不孕"。《素问·骨空论》论述其发病机制"督脉者……此生病……其女子不孕"。《医宗金鉴》云:"女子不孕之故,由伤其冲任也。"其主要病机为肾气不足,冲任气血失调。

本书采用《中医妇科学》(全国中医药行业高等教育"十四五"规划教材)中医辨证分型,将不孕症分为肾气虚证、肾阳虚证、肾阴虚证、肝气郁结证、痰湿内阻证、瘀滞胞宫证六型。

三、中医特色疗法干预调理

(一)耳穴疗法

【选穴】肝穴、脾穴、肾穴、子宫穴、卵巢穴、内分泌穴。

【操作】全程选用耳穴贴(内为王不留行籽)。暴露耳穴操作部位,先用75%酒精局部消毒,将耳穴贴贴压于相应穴位,取下时用75%酒精润湿并消毒。嘱受试者每日三餐进食前及睡前15分钟按压各耳穴,每穴每次按压约50次,以耳穴微微发热为宜。嘱治疗者按压耳穴后多饮水,注意休息,自身清洁时注意保持耳部干燥。

【疗程】耳穴贴每5天更换1次,两耳交替使用,6次为1个疗程。

(二)穴位埋线疗法

【选穴】足三里穴、三阴交穴、太冲穴。

【注意事项】在月经干净第2天进行埋线治疗(无月经者随时治疗),埋线期间妊娠者停止治疗。

【疗程】每月1次,3次为1个疗程。

（三）中药沐足

【操作】将足部放置于含有中药成分的合适水温足浴桶中进行熏泡，利用温热扩张血管，使药物有效成分经足部皮肤直达病所。

【注意事项】①温度适宜：调节水温至40℃左右，避免烫伤；②时间适宜：饭后1小时，晚上8～9点左右，沐足结束后，准备睡觉。

四、医案

患者，女，38岁。

【主诉】正常性生活无避孕未孕约2年。

【现病史】2021年开始备孕二胎，正常性生活无避孕至今未孕。最后一次月经日期为2023年7月27日。

【查体】腹平软，全部无压痛及反跳痛。专科情况：外阴发育正常，阴道畅，内见少许白色分泌物，宫颈长达，无活动性出血，子宫前位，正常大小，无压痛，双侧附件区未触及明显包块，无压痛。舌淡暗，苔薄，脉细。

【辅助检查】无。

【既往史】2017年剖宫产1孩，2020年1月孕，2个月余胎停，行清宫术。

【中医诊断】不孕，肾虚血瘀证。

【西医诊断】继发不孕。

【治则】行气活血，固肾助孕。

【治疗经过】

一诊 8月20日首诊，考虑患者为经前期，患者诉本周期避孕，经前重阳转阴，血室即开，因势利导。

（1）火针治疗：选穴水道穴（双）、归来穴（双）。穴位消毒，选择细火针烧至白亮后，快针点刺，针刺深度0.5～1寸。出针后，即以碘伏棉球或酒精棉球用力按压针孔，快速且重按可减轻或消除痛感。

（2）中药。

川芎15克	当归15克	赤芍15克	熟地黄15克
益母草30克	乌药15克	柏子仁15克	鸡血藤30克
甘草片6克	布渣叶15克	泽兰15克	车前子15克

水煎300毫升，分早晚2次，饭后温服。（嘱其现在开始服用，若月经来潮量少即服用，量多即停药，月经干净后复诊。）

方义：以地黄补肾滋阴，川芎、赤芍、益母草活血化瘀，鸡血藤、当归活血养血，泽兰活血调经，乌药行气止痛，柏子仁养心安神，布渣叶祛湿，车前子清热渗湿。

二诊 9月28日患者月经来潮，10月5日复诊，考虑患者为经后血海空虚状态，阴血渐长，以健脾固肾，养血益精为法。

（1）火针治疗：选穴水道穴（双）、归来穴（双）、肾俞穴（双）。操作方法同前。

（2）中药。

酒萸肉15克	淫羊藿15克	山药30克	姜竹茹10克
柏子仁15克	炙甘草6克	熟地黄15克	白扁豆30克
陈皮6克	党参30克	丹参10克	

水煎300毫升，分早晚2次，饭后温服。（7剂）

方义：酒萸肉、淫羊藿、熟地黄固肾，山药、党参健脾，姜竹茹清热安神，柏子仁养心安神，白扁豆祛湿，丹参活血，陈皮行气，炙甘草调和诸药。

并嘱患者门诊监测卵泡。10月8日监测卵泡：右侧卵巢显示优势卵泡，较大者约1.4厘米×1.3厘米，注意双侧卵巢储备功能，子宫未见明显异常。微信联系后，嘱其中药续服前方，隔两天复诊。

三诊 10月10日再次监测卵泡：右侧卵巢显示优势卵泡，较大者约1.8厘米×1.5厘米，内膜0.67厘米，注意双侧卵巢储备功能，子宫未见明显异常。

（1）火针治疗：选穴与操作方法同前。

（2）中药：处方一以滋肾益精为法，促进内膜生长及卵泡发育。

熟地黄15克	炙甘草6克	柏子仁15克	桑寄生30克
茯苓20克	山药30克	淫羊藿15克	酒萸肉15克
补骨脂15克	桑叶10克		

水煎300毫升，分早晚2次，饭后温服。（2剂）

方义：以熟地黄、桑寄生、淫羊藿、酒萸肉、补骨脂固肾养泡，山药、茯苓健脾，桑叶清热，柏子仁养心安神，炙甘草调和诸药。

处方二以健脾固肾为法，将安胎前移。

菟丝子15克	砂仁6克	熟地黄15克	炙甘草6克
覆盆子15克	麸炒白术15克	续断15克	桑寄生15克
党参15克	茯苓15克	阿胶6克	桑叶10克

水煎300毫升，分早晚2次，饭后温服。（6剂）

方义：以菟丝子、熟地黄、覆盆子、续断、桑寄生固肾安胎，党参、茯苓、白术健脾，砂仁行气，阿胶养血安胎，桑叶清热。

并嘱咐患者可隔天同房，先服用2剂的中药，再接着服用6剂的中药。

【疗效】10月28日门诊复诊，查人绒毛膜促性腺激素：28.82纳克/毫升，其后门诊复诊，行门诊安胎治疗，后随访，患者已足月顺利生产，孩子体健。

第六章
骨科疾病

第一节 颈椎病

一、基本介绍

颈椎病是因颈椎骨质增生、颈项韧带钙化、颈椎间盘萎缩退化等改变引起脊柱内外平衡失调，刺激或压迫颈部神经、脊髓、血管等组织而产生的一系列症状和体征的综合征。本病是常见病和多发病，多见于40岁以上的中老年人，但伴随着人口老龄化以及人们生活方式的改变，其发病率逐年增高，且发病人群呈年轻化趋势。

颈椎病属中医学"痹病""项强""眩晕""痿证""头痛"等范畴。以头枕、颈项、肩背、上肢等部位疼痛及进行性肢体感觉和运动功能障碍为主症。轻者头晕，头痛，恶心，颈肩疼痛，上肢疼痛、麻木无力；重者可导致瘫痪，甚至危及生命。

（一）病因病机

1. 病因病理

1）颈椎退行性改变

颈椎间盘组织的退行性改变，椎体边缘、关节面的骨质增生，以及钩椎关节面增生的产生，都可导致脊髓、神经根、椎动脉和交感神经等邻近组织受压，并引起相应症状。

2）颈椎急慢性损伤

各种急慢性损伤如扭挫、跌仆、长时间伏案工作、活动姿势不良、反复落枕等，均可造成韧带、后关节囊、椎间盘等软组织不同程度的损伤，使纤维环破裂、髓核突出，刺激脊髓、神经、血管出现相应的症状。

3）生物力学失衡

脊柱或者全身生物力学失衡、颈椎及肩胛胸壁关节失稳引起的颈椎周围肌肉群功能失调，继发颈椎关节或者肌肉代偿而出现相应的症状。

2. 中医病因病机

1）风寒湿滞太阳经

足太阳膀胱经过颈项，太阳经腧不利，风寒湿邪客于肌肤，闭阻经络，气血不通，不通则痛，故会引起颈项部周围疼痛，甚至肢体产生酸麻肿胀、屈伸不利等症状。

2）痰瘀互结，阻塞经脉

外感风寒湿痹，日久不愈，气血不通，津液停聚，化生痰瘀，阻塞经脉，导致颈椎肿胀、僵硬或疼痛；跌扑损伤，颈肩受外力影响而损伤，致使局部气血失和，也可成痰成瘀。

3）肝肾亏虚，颈椎失养

肾在体主骨，藏精生髓；肝在体为筋，主筋骨关节之屈伸。肝肾亏虚则真气衰弱，筋骨关节脉络失养，气血津液不能濡润颈椎，则局部关节痿软无力，疼痛变形，甚则肢体麻木。

4）慢性劳损

长期用枕不当，睡眠姿势不良，伏案工作时间长等，不注重保护颈椎，则会造成颈椎所受压力过大，都会使颈椎气血阻滞不通，经脉失于濡养而产生颈项部疼痛等症状。

中医认为该病的发生常与伏案久坐、跌仆损伤、外邪侵袭或年迈体弱、肝肾不足等有关。本病病位在颈部筋骨，与督脉、手足太阳、少阳经脉关系密切。基本病机是筋骨受损，经络气血阻滞不通。

（二）临床表现

1．颈型颈椎病

是最早期的颈椎病，也称局部型颈椎病，表现如下。

（1）早期可见颈项、肩背部的痉挛性疼痛，颈部不敢转动或歪向一侧。

（2）急性期过后，常常感到颈肩和上背部酸痛，不能持久伏案工作；可有头痛、后枕部疼痛和上肢无力；晨起后颈项发硬、发紧、活动不灵，反复出现"落枕"。

2．神经根型颈椎病

主要表现为与脊神经根分布区相一致的感觉、运动障碍及反射变化。

1）疼痛

主要发生于头、颈项、肩背、上肢和手部，疼痛可表现为钝痛、酸痛、灼痛，或隐隐作痛，或过电样窜麻痛。个别急性发作者疼痛剧烈，以致患者坐卧不安，日夜不眠。咳嗽、打喷嚏、排便、深呼吸，以及颈部疲劳和枕头高低不当等均可使疼痛加重。头颈部的活动或某种姿势和体位的改变，往往能加重或缓解疼痛，并可引起突然的窜痛。

2）麻木

往往和疼痛部位相同，但麻木多出现在手指和前臂。

神经根型颈椎病多发部位依次为颈5～6、颈4～5、颈6～7、颈7～胸1和颈3～4，由于发病部位不同，所以疼痛、麻木部位也不一样。

3．椎动脉型颈椎病

是由于椎动脉受压迫等而导致椎动脉供血不足的一种病症。

1）眩晕

常在头部转到某一方位或体位改变时发生眩晕或眩晕加重，再转回原方位时症状减轻。伴有视力减退、耳鸣、恶心、呕吐、眼震等症状。

2）猝倒

可突然出现四肢麻木、软弱无力而跌倒，但神志清楚，不伴有意识障碍，多能自己起来。这是椎动脉型颈椎病特有的症状，猝倒发作与头部突然活动姿势改变有关。

3）头痛

系椎基底动脉供血不足引起侧支循环血管扩张的一种血管性头痛。疼痛部位多出现于枕部、枕顶部或颞部，多呈跳痛、灼痛或胀痛，可向耳后、面部、齿部、枕顶部，甚至眼眶区和鼻根部放射。发作时可伴有恶心、呕吐、出汗、流涎、心慌、憋气，以及血压改变等自主神经功能紊乱的症状。

4）视觉障碍

由于大脑后动脉缺血，继发大脑视觉中枢缺血性病损，引起视力减退、视物模糊、复视、眼前闪光、暗点、一过性黑矇、暂时性视野缺损，甚至失明等视力障碍。

4．交感神经型颈椎病

是由于颈椎退行性变，后关节增生等刺激或压迫颈部交感神经而出现的一组综合征。

（1）眼睑无力，视物模糊，眼窝部胀痛，流泪，怕光，视力减退，瞳孔扩大或缩小。

（2）头痛或偏头痛，头晕，面部发热、充血、麻木等。

（3）心慌，心悸，心律不齐，心前区疼痛，血压时高时低。

（4）血管痉挛引起肢体发凉，局部皮温下降；或因血管扩张引起指端发热、发红、疼痛，肢体、头、颈、面部麻木。

（5）局部肢体或半侧身体多汗或少汗，皮肤发绀、发凉、干燥、变薄，毛发过多或毛发干枯、脱落，指甲干燥无光泽，以及营养性皮肤溃疡等。

（6）耳鸣，听力减退；鼻咽部不适，鼻塞或有异味感；咽喉部不适、发干、异物感，嗳气，牙痛，舌麻木；恶心、嗳气、胃脘不适等消化系统症状；失眠、多梦、心情烦躁等情志症状。

5．脊髓型颈椎病

是由于颈脊髓受到压迫后引起的以肢体功能障碍（慢性进行性四肢瘫痪）为特征的一组综合征。此型症状严重，一旦延误诊治，常发展成为不可逆性神经损害。早期患者常出现一侧上下肢或两侧上下肢单纯的运动障碍、感觉障碍或两者同时存在，亦可为一侧上肢和对侧下肢感觉、运动障碍。

1）脊髓单侧受压

临床比较少见，主要表现为一侧的脊髓前角、锥体束与脊髓丘脑束损害的症状，表现为病变水平以下同侧肢体呈不全性痉挛性瘫痪，肌张力增高，肌力减退，腱反射亢进，浅反射减弱，并出现病理反射；对侧肢体无运动障碍，但浅感觉减退，而且其上界也往往低于病变平面。另外，常常可见颈部和患侧肩部疼痛，上肢无力。

2）脊髓双侧受压

较单侧受压多见，主要表现为缓慢进行性双下肢麻木、发冷、疼痛、步态不稳、步态笨拙、发抖无力等。初期常呈间歇性，劳累、行走过多等可使症状加剧。症状可逐渐加剧并转为持续性，表现为上运动神经元或锥体束损害的不完全痉挛性瘫痪，以致卧床不起，甚至呼吸困难。还可伴随尿急、尿频、排尿排便无力、性功能障碍等症状。少数患者有皮肤麻木、蚁行感或胸腰部有束带感，以致患者感到胸闷、嗳气等不适。

脊髓型颈椎病多以下肢症状为主，上肢症状较轻，虽然可有上肢沉重无力、动作不灵活、肌肉萎缩等，但多无神经根疼痛。

6. 混合型颈椎病

临床有两型或两型以上的颈椎病症状、体征者，即可视为混合型颈椎病。其主要原因是神经根、椎动脉、交感神经纤维、颈段脊髓等组织在解剖上密切联系，当椎间盘向后侧突出时，常同时压迫两种或两种以上的组织。

（三）诊断要点

1．颈型颈椎病

1）症状

颈部肌肉痉挛，肌张力增高，颈项强直，活动受限。

2）体征

颈项部有广泛压痛，压痛点多在斜方肌、冈上肌、菱形肌、大小圆肌等部位。可触及棘上韧带肿胀、压痛及棘突移位。

3）影像学检查

颈椎X线检查见颈椎生理曲度变直，反弓或成角，有轻度的骨质增生。

2．神经根型颈椎病

1）症状

颈项部肌肉疼挛，肌张力增高，颈项活动受限。

2）体征

①病变棘突偏歪，椎间隙不等宽。在病变相应的棘突旁、棘上韧带或患侧肩胛骨内缘相应区域有压痛点，并具有典型的上肢放射痛和麻木感，其范围与颈脊神经所支配的区域一致。部分患者可触及条索状结节。②手和前臂部位的感觉减退，少数有感觉过敏。病久者病变神经根支配的肌肉发生肌力减退，肌张力降低，手和上肢发冷，以及肌肉萎缩。③肱二头肌、肱三头肌反射和桡骨膜反射减弱或消失；椎间孔挤压试验和臂丛神经牵拉试验阳性。

3）影像学检查

颈椎X线检查，正位片可见颈椎侧弯、钩椎关节增生、棘突偏歪等；侧位片可见颈椎生理曲度变直、成角、反弓，椎间隙狭窄，椎体移位，椎体后缘增生，椎体前缘增生过大可形成骨桥，以及项韧带钙化等；斜位片可见椎间孔变小，钩椎关节增生。

3．椎动脉型颈椎病

1）症状

患者做颈部较大幅度的旋转、后伸活动时，可引起突然眩晕、四肢麻木、软弱无力而猝倒。

2）体征

①后枕部触诊检查，患者棘突多有病理性移位，相应的关节囊部位肿胀、压痛。②旋颈试验阳性。

3）影像学检查

①颈椎X线检查，正位片可见颈椎侧弯、棘突偏歪、钩椎关节增生；侧位片可见颈椎生理曲度变直、反弓，以及椎体增生、椎间隙变窄等；颈椎斜位片可见椎间孔变小，钩椎关节增生。②经颅多普勒超声（TCD）检查，椎基底动脉血流速度降低，脑血流量减少（一部分为椎基底动脉痉挛，流速加快）。

4．交感神经型颈椎病

1）症状

主要症见头痛或偏头痛，有时伴有恶心、呕吐，颈肩部酸困疼痛，上肢发凉、发绀，眼部视物模糊，眼窝胀痛，眼睑无力，瞳孔扩大或缩小，常有耳鸣、听力减退或消失。心前区持续性压迫痛或钻痛，心律不齐，心跳过速。

2）体征

颈部肌肉痉挛，活动障碍，棘突旁有压痛，棘突或横突偏移，棘突间隙变窄，项韧带钝厚等。

3）影像学检查

颈椎X线检查，正位片可见钩椎关节增生；侧位片可见颈椎生理曲度变直，椎体前缘或后缘骨质增生，椎间隙变窄，项韧带钙化；斜位片可见椎间孔变小。

5．脊髓型颈椎病

1）症状

缓慢进行性双下肢麻木、发冷、疼痛，走路欠灵、无力，打软腿、易绊倒，不能跨越障碍物。休息时症状缓解，紧张、劳累时加重，时缓时剧，逐步加重。晚期下肢或四肢瘫痪，二便失禁或尿潴留。

2）体征

颈部活动受限不明显，上肢活动欠灵活，双侧脊髓传导束的感觉与运动障碍，即受压脊髓节段以下感觉障碍，肌张力增高，腱反射（肱二头肌、肱三头肌、跟腱、膝腱反射）亢进，浅反射（腹壁、提睾反射）减弱或消失，锥体束征（霍夫曼征、巴宾斯基征等）阳性。

3）影像学检查

①颈椎X线片检查示颈椎生理曲度变直、成角，甚至反弓，颈椎椎体后缘骨质增生，椎间隙狭窄，椎间孔变小。②颈椎计算机断层扫描（CT）检查能准确测量椎管狭窄程度，可见椎管变窄、椎体后缘骨质增生或椎间盘突出压迫脊髓。③颈椎磁共振成像（MRI）检查可清楚看到椎间盘髓核及增生的骨赘、黄韧带凸入椎管内，压迫硬膜囊及脊髓。如病程较长，压迫过久，脊髓发生变性，图像上也能反映出来。此外，还可以看到硬膜外脂肪受压或中断，后纵韧带移位，椎间隙变窄、等宽或前窄后宽，并可见神经根受压。

二、中医辨证分型

中医辨证主要参考国家中医药管理局出版的中华人民共和国中医药行业标准《中医病证诊断疗效标准》中颈椎病的相关内容进行分型。

1. 风寒湿证

颈、肩、上肢窜痛麻木，以痛为主，头有沉重感，颈部僵硬，活动不利，恶寒畏风。舌淡红，苔薄白，脉弦紧。

2. 气滞血瘀证

颈肩部、上肢刺痛，痛处固定，伴有肢体麻木。舌质暗，脉弦。

3. 痰湿阻络证

头晕目眩，头重如裹，四肢麻木不仁，纳呆。舌暗红，苔厚腻，脉弦滑。

4. 肝肾不足证

眩晕头痛，耳鸣耳聋，失眠多梦，肢体麻木，面红目赤。舌红少津，脉弦细。

5. 气血亏虚证

头晕目眩，面色苍白，心悸气短，四肢麻木，倦怠乏力。舌淡苔少，脉细弱。

三、中医特色疗法干预调理

（一）中药外治

1. 中药蒸敷疗法

是以中医药理论为指导，将中草药放入布袋中，放入锅中隔水蒸10余分钟后，将药袋拿出来，静置片刻，趁热外敷患处（先用手腕背侧测试其温度是否适当，须不烫时才能敷于患部），借助热效应和药物效应，使局部气血流通，达到治疗目的的一种方法，本法通过药性和温热作用，使腠理开阖、气血通调，散热（或散寒）止痛，祛风除湿，达到治疗效果。主要用于各种软组织损伤、疼痛及各种关节炎的治疗。

注意事项：①热敷的部位主要是项背、四肢和腰部；②刚蒸敷后不宜使用推拿手法治疗，否则容易破皮；③热敷的温度应以患者能忍受为度，要避免发生烫伤，对皮肤感觉迟钝的患者尤需注意；④空腹及饭后半小时不宜做蒸敷。

禁忌证：①局部皮肤有创伤、溃疡、感染或有较严重的皮肤病者；②颜面五官部位慎用；③孕妇腹部、腰骶部以及某些可促进子宫收缩的穴位，如合谷穴、三阴交穴等，应禁止中药熨敷，有些药物如麝香等孕妇禁用，以免引起流产；④糖尿病、血液病、发热、严重心肝肾功能障碍者慎用；⑤艾滋病、结核病或其他传染病者慎用；⑥肢体感觉障碍（例如部分糖尿病患者）者慎用。

颈椎蒸敷方

【药物组成】伸筋草30克，海桐皮30克，络石藤30克，接骨木15克，羌活15克，独活15克，透骨草30克，全当归15克，川红花15克，川牛膝15克，白芷15克。加减：寒重、眩晕明显者，加大茴香；痛甚者，加木香；湿重、肢体麻木者，加威灵仙。

【功效】活血祛风、散寒止痛。

【制备方法】上药打粗粉，过30~50目筛，装药袋中备用。

【使用方法】使用时，隔水蒸10分钟后，局部热敷；药袋变凉后再隔水蒸5分钟，继续热敷。

【频次】每日1次，每次热敷30分钟。

【疗程】连续热敷14天为1个疗程，停7天后再继续治疗；共治疗3个疗程。

【适宜人群】风寒湿痹型颈椎病，证见颈项强痛、眩晕、头痛、肢体麻木等。

2．中药湿热敷疗法

中药湿热敷疗法是根据病情选择适当的方剂，将中草药直接（或置于布袋内）放入锅中加热煮沸20余分钟。用两块小毛巾、纱布趁热浸在药液内，轮流取出并拧半干，用手腕掌侧测试其温度后（必须不烫时才能敷于患部）热敷于患处，此法是借助热效应和药物效应，达到治疗目的的一种方法。另可在湿的药纱布上再盖以棉垫，以免热气散失，大约每5分钟更换1次，总计20～30分钟。每日可敷3～4次。亦可将药袋从锅中取出，滤水片刻，然后将药袋放在治疗的部位上。

本法能开阖腠理、通调气血、祛风除湿、散热（或散寒）止痛，主要用于各种软组织损伤、疼痛及各种关节炎的治疗。

注意事项：①热敷的温度应以患者能忍受为度，要避免发生烫伤；②过饥、过饱、饮酒后不宜热敷。

禁忌证：①局部皮肤有创伤、溃疡、感染或有较严重的皮肤病者；②孕妇禁用，月经期、哺乳期慎用；③对处方中药物过敏者；④糖尿病、血液病、发热、严重心肝肾功能障碍者慎用；⑤艾滋病、结核病或其他传染病者慎用；⑥肢体感觉障碍者慎用。

颈椎外敷方

【药物组成】威灵仙150克，延胡索50克，细辛15克，两面针60克，当归尾30克，姜黄60克，五加皮50克，离根香30克，红花30

克，乳香60克，没药60克，樟脑30克，冰片30克。

【功效】祛风散寒、行气活血、化瘀止痛。

【制备方法】上药除樟脑、冰片外，加水2 000毫升，浸1小时后煎煮，得药液1 000毫升；再加水1 000毫升，煎煮得药液500毫升。二次药液合并，加樟脑、冰片，装瓷瓶中密封。

【使用方法】每次用小面巾或纱布泡入约100毫升经过加热的药液，拧半干后，趁热将其敷于颈项部。

【频次】每晚1次。

【疗程】10次为1个疗程，可根据病情使用2～3个疗程。

【适宜人群】颈椎病，症见颈项疼痛、僵硬、上肢窜痛等。

3．中药药枕疗法

中药药枕疗法属中医外治法范畴，是基于中医传统理论，本着阴阳五行、脏腑经络、生物全息等有关理论，加以逐步完善的一种外治方法。它是将具有疏通经络、调畅气血、芳香开窍、益智醒脑、强壮保健等作用的药物经过炮制后装入枕芯，制成药枕。通过药物作用于经络、血管、神经，达到防治疾病和延寿抗衰的目的。

适应证：①颈椎病、郁证、胸痹心痛、麻木及各种痛证等；②五官科病症；③神经衰弱、慢性虚损性疾病及脑力劳动者的防病保健。

注意事项：①定期翻晒枕芯，定期更换药物，防止药物发霉带来伤害。但切忌将药枕放在太阳光下暴晒，以免药物气味挥发过快；一般1个月更换1次药芯为宜。②使用药枕时间不宜太短。药枕保健不同于内服药物，作用缓慢，一般要连续使用3～6个月后，效果才会明显，疗效才能巩固稳定。每晚用枕时间不应少于6小时，时间太短也可影响疗效。③药枕与头颈接触的隔层不宜过厚。药枕的枕芯上面不宜垫放更多的东西，以免影响药物作用的发挥。应把药枕直接放在枕巾下面，或垫放较薄的东西。④因人施枕。药枕要根据辨证施治的原则选择制作。

禁忌证：①过敏体质的人不宜使用治病药枕，对处方中药物过敏者禁用。②药枕有异味，长期接触某种味道会让一些人感到恶心，有哮喘的人不适合用药枕。③颈项部有皮肤病及皮肤破损者禁用。④孕妇、哺乳期妇女禁用，小儿慎用。

华佗药枕

【**药物组成**】当归20克，川芎20克，葛根40克，桂枝20克，黄芪30克，丁香10克，威灵仙30克，乳香20克，淫羊藿50克，杜仲20克，补骨脂20克，骨碎补20克，金毛狗脊30克，磁石粉50克，远志10克，合欢花20克，钩藤40克，桑枝40克。

【**功效**】温经通络、补益肝肾、行气止痛。

【**制备方法**】将药物粉碎研末，装入真丝面料制成的布袋中，即为药枕的药囊，药囊长30厘米，宽10厘米，高7厘米；药囊置于枕套里，上铺枕巾，即制成华佗药枕。

【**使用方法**】当枕头睡。中午或夜间卧床时使用，嘱患者将中药药枕在置于项部，药枕的高度以患者头略后倾且能耐受为宜，并适当根据患者颈部空间大小及其舒适感进行调整，使其能够为颈部区间提供合适的支撑力。

【**频次**】每天中午、晚上各1次，药囊30天更换1次。不用时以塑料袋密封装存。

【**疗程**】10次为1个疗程，可根据病情使用2个疗程。

【**适宜人群**】颈椎病，症见颈部疼痛、上肢麻痹疼痛、眩晕、焦虑、失眠等。

（二）热敏灸疗法

【治疗部位】在颈肩部，以颈肩部位的督脉、手足太阳经、手足少阳经为重点部位。

【功效】舒筋骨、通经络、止痹痛。热敏灸使用的艾条在燃烧过程中所产生的红外线辐射可以通过神经体液调节系统，给细胞提供新陈代谢的基本能量，修复血管-神经屏障，降低神经内水肿和液压，减少炎症反应和神经多肽的释放，进而达到减轻症状、提高整体治疗效果的目的。

【操作】①探查热敏点。②施灸：充分暴露颈肩，用长12厘米、直径2.5厘米的专用热敏灸艾条点燃后在颈肩部、上背部（上至脑户、下至第12胸椎，两边以肩峰端为止点），尤其是督脉、手足太阳经、手足少阳经为重点部位用回旋灸的方式温热局部经气，其次以循经往返灸的方式激发经气疏利，同时注重与患者的沟通，留意热敏现象（传热、透热、扩热、局部不热远部热、表面不热深部热、非热感）的出现，引发热敏现象处即为热敏点（切记不可追寻热敏现象施灸，热敏点才是引发传导的关键点），以温和灸的方式在热敏点处施灸促进热敏现象传递，再以雀啄灸的方式激发热敏现象向更远处疏导，灸至热敏现象完全消失（表面灼烫）为止（5分钟至2小时不等）。

【频次】隔日1次。

【疗程】3次为1个疗程。共实施2个疗程。

【适应证】颈型颈椎病。

【注意事项】如发生晕灸、局部烫伤等情况，要积极采取相应措施救治。

（三）颊针疗法（颈型颈椎病）

【取穴】取患侧颈穴、背穴。

【功效】调畅气血、缓急止痛。颊针效应与面部控制感觉、管理运动的三叉神经与面神经相关，颊针疗法的刺激可通过神经传导通路的双向调节达到镇痛作用，局部软组织疼痛消除，就能降低肌张力，恢复正常深感觉的传入，还能改善椎基底动脉血供，使处于供血区域的枕叶视觉中枢皮层血流量增加，从而缓解症状。

【操作】选用0.2毫米×25毫米的一次性无菌针灸针。先触诊确定颈部反应点，穴位常规消毒后，按同位相应（取穴与同名穴位、方向相同）为主要原则取穴，取双侧颈穴、背穴为治疗穴位，根据反应点位置选择进针点，快速直刺进针，深度5～15毫米，予10～15秒轻度刺激，留针30分钟，每3～5分钟行针1次，平补平泻法。

【频次】每周治疗3次。

【疗程】2周为1疗程。共实施1～2个疗程。

【适应证】颈型颈椎病。

【注意事项】如有晕针、滞针、弯针、皮下血肿、气胸等情况发生，要按照相关方法及时处理，积极救治。

（四）岐黄针疗法

【取穴】均为患侧穴位，共治疗3次。第一次取穴：颈夹脊穴（颈4、颈6等）；第二次取穴：天髎穴、肩井穴；第三次取穴：天宗穴、厥阴俞穴。

【功效】调畅气血、缓急止痛。岐黄针能松解粘连及挛缩，解除末梢神经卡压，改善血液循环，减轻末梢神经的炎性反应和水肿，进而起到止痛作用。

【操作】①患者俯卧位，将软薄枕垫于胸前，双手交叠放于额前，使颈项部皮肤充分显露。②术者双手及治疗部位皮肤消毒，左手拇指揣穴定位，食指、中指置于穴位两侧，右手持一次性0.5毫米×45毫米岐黄针快速破皮（进针以末端落空感为佳），先用输刺法（针具直进直出，针深至骨），针尖直达骨面，轻快小幅度地摇动针柄，约5秒钟；再用合谷刺法（一针多方向针刺），稍微退针，再向前后或左右与原方向成15°～30°进针，轻快小幅度摇摆针柄，约10秒。每穴操作时间15秒左右为宜，局部呈酸胀感后迅速出针，消毒干棉球按压片刻。

【频次】每周治疗3次。

【疗程】3次为1疗程。共实施1个疗程。

【适应证】颈型颈椎病。

【注意事项】如有晕针、滞针、弯针、皮下血肿、气胸等情况发生，按照相关方法及时处理，积极救治。

四、医案

（一）医案一

患者，女，53岁。

【主诉】颈部疼痛不适，头晕8个月余。

【现病史】患者8个多月前出现颈部疼痛，头晕，当时未进行系统治疗。1周前于当地医院诊断为颈椎病，予以按摩及药物治疗后稍有好转。现症见：颈疼痛，头晕、转身及活动后加重，自觉在侧耳前、面颊部及前颈部跳动感不适，偶感胸闷、前胸部刺痛，口苦，纳可，夜入睡较快，睡眠质量较差，凌晨两三点后易醒，小便可，大便可。

【查体】颈部压痛阳性。颈椎3~5棘突旁压痛阳性，枕下肌群压痛，右侧斜角肌、斜方肌压痛，胸大肌压痛，右侧腰3~5棘突上压痛，腰部肌肉按压酸困。舌红、苔白腻，左寸脉滑无力，右脉沉。

【辅助检查】无。

【既往史】无。

【中医诊断】项痹，气滞血瘀证。

【西医诊断】颈椎病。

【治则】行气活血祛瘀。

【选穴】颊针全息穴、肩穴、腰穴、骶穴。

【操作】直刺0.2~0.5寸，根据病位进行调整，根据患者的反应调针、补针，留针20~40分钟。

【疗效】扎针后患者颈部疼痛明显减轻。

（来源于卓鹰颊针团队，永洲颊针工作室）

（二）医案二

王某，女，45岁。

【主诉】颈肩疼痛2天。

【现病史】患者2天前劳累后受凉出现颈肩疼痛，现症见颈肩部肌肉疼痛、僵硬，伴活动受限，头晕头重，无伴上肢放射痛。平素畏风怕寒，易感冒，小便调，大便溏软。

【查体】舌淡胖，苔少，脉弦细。

【辅助检查】无。

【既往史】失眠。

【中医诊断】项痹病，风寒湿阻。

【西医诊断】颈椎病。

【治则】祛风散寒除湿，扶正祛邪。

【选穴】风府穴、哑门穴、大椎穴、天柱穴、大杼穴、风门穴、风池穴、肩井穴。

【操作】

（1）患者取坐位，暴露颈肩背部皮肤，用精油充分润滑皮肤。

（2）刮拭督脉：从上到下采用单边刮法分段刮拭风府穴至哑门穴、哑门穴至大椎穴，重点点拨风府穴、揉刮大椎穴。

（3）刮拭足太阳膀胱经：从上到下采用单边刮法分段刮拭天柱穴至大杼穴、大杼穴至风门穴，重点点拨天柱穴，然后采用单边刮法从天柱穴缓慢刮拭至风门穴。

（4）刮拭足少阳胆经：从上到下采用单边刮法刮拭风池穴至肩井穴，重点点拨风池穴、肩井穴。

大椎穴、天柱穴、风府穴、风池穴具有清热散风、通关开窍的作用，是治疗颈椎病的特效穴，每穴位重点刮拭2~3分钟。

【疗效】患者起身后即觉颈肩部轻松，酸痛感缓解明显，肌肉松弛度增加。嘱其适当休息，注意刮痧部位保暖，4小时内不宜洗澡，避免吹风，合理使用枕头，饮食清淡，避免久坐久站，配合颈部操、颈部肌肉锻炼和按摩。治疗3次后症状基本消失。

第二节 腰椎间盘突出症

一、基本介绍

腰椎间盘突出症是指由各种原因造成腰椎间盘变性，纤维环破裂、髓核突出刺激或压迫神经产生的以腰痛及下肢放射痛为主要特征的综合征。本病是临床常见病、多发病，好发于青壮年，男性多于女性，50岁以上老年患者发病常为多节段腰椎间盘突出、多伴随有椎管狭窄症，临床以腰4～5、腰5～骶1椎间盘突出最多见。

本病属于中医"腰痛""痹病""腰腿痛"范畴。

（一）病因病机

1．病因病理

椎间盘由纤维环、髓核和软骨板三部分组成，有承载负荷、轴承活动、稳定脊柱的功能。椎间盘退变是本病发生的基本要素，在此基础上受到其他诱因，如外伤、劳损及感受寒湿等因素的作用，使纤维环在薄弱的部位发生破裂，髓核由破裂处突（脱）出，突（脱）出的髓核和碎裂的纤维环组织进入椎管，压迫脊髓圆锥、脊神经根、窦椎神经或马尾神经，引起神经支配区的症状、体征。

腰椎间盘突出后产生症状的机制主要有3种观点：机械压迫学说、化学性神经根炎学说、自身免疫学说。单纯压迫一般疼痛不著，合并炎症时疼痛明显。

2．中医病因病机

本病的病因为风、寒、湿、热、闪挫、瘀血、气滞、痰饮等阻滞经脉，根本原因为肝肾亏虚，具有本虚标实的临床特点。故其病因病机在于肝肾不足，筋骨不健，复受扭挫，或感受风寒湿邪，经络痹阻，气滞血瘀，不通则痛。病延日久，则气血益虚，瘀滞凝结而缠绵难愈。

（二）临床表现

（1）腰痛。多数患者先有腰痛或腰酸，可持续疼痛，也可反复发作，不能久坐久立久行，严重者卧床不起，翻身转侧困难，休息后症状减轻。

（2）下肢放射痛。下肢放射性疼痛可与腰痛同时出现，也可单独出现，咳嗽、大便用力、打喷嚏等腹腔内压力增高时加重，屈髋屈膝、卧床休息疼痛可减轻。下肢放射痛主要是坐骨神经痛，少数患者是股神经痛。

坐骨神经痛放射的部位有一定规律，由椎间盘突出的节段所决定，腰5～骶1椎间盘突出多压迫骶1神经根，放射痛经股后外侧、腘窝、小腿后侧至足外侧及小趾。腰4～腰5椎间盘突出多压迫腰5神经根，放射痛经臀部、股后侧、小腿外侧至外踝。腰3～腰4椎间盘突出多压迫腰4神经根，放射痛经股前，下行小腿内前方到足内侧。在上位腰椎间盘突出压迫神经根时表现出股神经痛，为下腹部及腹股沟区放射至大腿内侧。

（3）患肢麻木发凉、肌肉无力。病程较长者，其下肢放射痛部位感觉麻木、冷感、肌肉无力或瘫痪。

（4）马尾神经受压迫。中央型髓核突出可造成马尾神经压迫，出现会阴部麻木、刺痛，二便功能障碍，阳痿或双下肢不全瘫痪。

（三）诊断要点

（1）腰痛伴下肢放射性疼痛、麻木。腹压增高时，则腰腿痛加剧。

（2）突出的椎间隙棘突旁有压痛和叩击痛，并沿患侧的大腿后侧向下放射至小腿外侧、足跟部或足背外侧；沿坐骨神经走行有压痛。

（3）腰肌紧张、痉挛，腰部前屈、后伸、侧弯、旋转等活动可有不同程度受限，急性发作期腰部活动可完全受限，呈强迫体位和异常步态，多数患者有不同程度的腰脊柱侧弯，腰椎生理前凸减少或消失，甚至反弓。

（4）受累神经根所支配区域的皮肤感觉异常，早期多为皮肤过敏，渐而出现麻木、刺痛及感觉减退。受压神经根所支配的肌肉可出现肌力减退、肌萎缩。

（5）屈颈试验阳性，挺腹试验阳性，股神经牵拉试验阳性，直腿抬高试验及加强试验阳性。膝反射、跟腱反射减弱或消失。

（6）X线检查可见脊柱侧弯，椎间隙变窄，椎体边缘唇状增生。

（7）计算机断层扫描、磁共振成像检查可见椎间盘后缘或后侧缘有局限性软组织密度影凸向椎管，有时突出物伴有钙化，同时可见黄韧带增厚、侧隐窝狭窄等；椎管与硬膜囊之间的脂肪层消失；或可见硬膜囊受压移位和神经根受压移位；有时可见突出物突破后纵韧带而游离于硬膜外间隙中。

二、中医辨证分型

中医辨证主要参考国家中医药管理局出版的中华人民共和国中医药行业标准《中医病证诊断疗效标准》中腰椎间盘突出症的相关内容进行分型。

1．血瘀证

腰腿痛如刺，痛有定处，日轻夜重，腰部板硬，俯仰旋转受限，痛处拒按。舌质暗紫，或有瘀斑，脉弦紧或涩。

2．寒湿证

腰腿冷痛重着，转侧不利，静卧痛不减，受寒及阴雨加重，肢体发凉。舌质淡，苔白或腻，脉沉紧或濡缓。

3．湿热证

腰部疼痛，腿软无力，痛处伴有热感，遇热或雨天痛增，活动后痛减，恶热口渴，小便短赤。苔黄腻，脉濡数或弦数。

4．肝肾亏虚

腰酸痛，腿膝乏力，劳累更甚，卧则减轻。偏阳虚者面色㿠白，手足不温，少气懒言，腰腿发凉，或有阳痿、早泄，妇女带下清稀，舌质淡，脉沉细。偏阴虚者，咽干口渴，面色潮红，倦怠乏力，心烦失眠，多梦或有遗精，妇女带下色黄味臭，舌红少苔，脉弦细数。

三、中医特色疗法干预调理

（一）中药外治

1．中药蒸敷疗法

具体方法，详见本章第一节颈椎病中相关内容。

热敷一号（河南省中医院）

【药物组成】透骨草30克，伸筋草30克，白芷30克，海桐皮30克，威灵仙60克，艾叶20克，土鳖虫20克，川芎20克，苏木20克，红花20克，川乌15克，草乌15克，桂枝30克，细辛10克，没药10克，乳香10克，姜黄20克。

【功效】活血化瘀、舒筋通络、温经散寒。

【制备方法】①将药打成粉状，用适量食醋搅拌至干湿适中。②缝一布袋，并将搅拌均匀的药物装入，封口备用。

【使用方法】将上述药袋放入锅内蒸8~10分钟。取出药袋并用毛巾包裹（根据药袋热度和患者腰部耐热度选择毛巾厚度），然后趁热放在患者腰部病变脊椎节段热敷。

【频次】2次/日，每次30分钟，早晚各1次，药袋可重复使用，1袋药可用3~4天。

【疗程】10天为1个疗程，共治疗3个疗程。

【适宜人群】气滞血瘀型腰椎间盘突出症。

【方解】热敷一号为河南省中医院外用草药制剂，该方由透骨草、伸筋草、白芷、海桐皮、细辛、没药、苏木、川乌、红花、草乌、威灵仙等组成，该方主要功效为活血化瘀、舒筋通络、温经散寒。其中川芎、红花、乳香、没药、土鳖虫、姜黄等活血化瘀，伸筋草、透骨草、威灵仙、海桐皮、苏木舒筋活络，配以桂枝、细辛、艾叶等温经散寒，兼以醋调加热，增其活血化瘀之功，药效透过皮肤直达病灶，驱邪外出，从而达到活血化瘀、消肿止痛、温经散寒的作用。除药物作用外，中药热敷的热效应亦可扩张局部血管，促进血液淋巴循环和新陈代谢。因此，此治疗是集温热效应、中药局部直接渗透效应于一体的内病外治的方法。

2. 中药熏洗疗法

中药熏洗疗法是以中医药理论为指导煎煮中药，利用药液先熏蒸，后淋洗、浸浴全身或局部的一种疗法。该疗法是将药物放入容器内，加水煎煮，过滤去渣后，将药液倒入容器（脸盆、水桶、浴盆或浴缸）中，先将患病部位置于药物蒸汽上直接熏蒸，为了保持疗效，多在熏蒸部位之外加上塑料薄膜或布巾，以避免药物蒸汽散失和温度降低过快导致熏蒸效果降低；待药液温度降低（以不烫为度）时，将患部浸入药液中洗浴或淋洗患部。熏洗完毕后，迅速用干毛巾拭去身体或患部上的药液或汗液，用适宜物品盖住患部或身体。

适应证：①脊柱和四肢等各种软组织损伤，如颈椎病、颈椎间盘突出症，椎管狭窄症，肩周炎，骨关节炎，骨质疏松症，骨质增生症；风湿性、类风湿关节炎；急性、慢性腰腿痛，各类骨折、脱位后功能恢复。②皮肤科疾病：湿疹、手足癣、脓疱疮、皮肤瘙痒病、银屑病、扁平疣等。③外科疾病：疖、痈、急性蜂窝织炎、痔疮、肛裂等。④骨科疾病：骨折、脱臼等。⑤周围血管疾病：下肢静脉曲张、血栓闭塞性脉管炎等。⑥内科疾病：感冒、中风、失眠、高血压病、头痛等。⑦眼科疾病：睑腺炎、急性结膜炎、睑缘炎、沙眼急性发作等。⑧妇科疾病：闭经、痛经、阴部瘙痒病、急性女阴溃疡、滴虫性阴道炎、子宫脱垂等。

注意事项：①熏洗所用中药一定要辨证论治，根据体质对症用药，不要盲目应用，以免药不对症而产生副作用；②熏洗的温度不要太热，以免出现烫伤；③饭前饭后半小时内、饥饿、过度疲劳者不宜治疗。

禁忌证：①重度高血压病、心脏病、急性脑血管意外、急慢性心功能不全者，重度贫血、动脉硬化等。②妇女妊娠及月经期。

③急传染性疾病。④开放性伤口、感染性病灶，年龄过大或者体质特别虚弱的人。⑤对所用药物过敏者。

温经通痹散

【**药物组成**】川乌，草乌，当归，川芎，丹参，透骨草，生麻黄，桑枝，木瓜，红花，细辛，独活，秦艽，白芷，桂枝。以上药物按1∶1配比。

【**功效**】温经散寒、活血通络。

【**制备方法**】将上述中药打碎后过100目筛网，制成粉剂，小塑料密封袋（70毫米×100毫米）分装，重量为30克。

【**使用方法**】将30克温经通痹散倒入盆中，加入100℃的开水，将药粉冲开后，再倒入凉水，调水温至40℃为宜，年老体弱者可调至38℃左右；患者取坐位，暴露下肢膝盖及以下部位，双足放入药液内熏洗，并添加温水使药液面超过小腿的3/4，用毛巾遮盖，使蒸汽上熏而不外溢，熏洗以微微汗出为宜，不可大汗湿衣，要避风保暖，喝水补充水分，每次30分钟。

【**频次**】每袋中药用1次，每日1次。

【**疗程**】20日为1个疗程。

【**适宜人群**】腰椎间盘突出症引起的下肢疼痛、麻木不仁、关节不利、发凉等症状。

3．中药湿敷配合蜡泥疗法

中药湿敷疗法，具体方法，详见本章第一节颈椎病中相关内容。

中药蜡泥是在传统石蜡的基础上加上火山泥和中草药粉配置而成，因其形状如泥，故名中药蜡泥。中药蜡泥疗法是将中药蜡泥加热后涂敷于患处，通过蜡泥的热灼作用刺激人体，达到治疗某些疾病目的的一种疗法。该疗法具有活血、抗炎、祛风除湿的多重功效，可随意贴敷身体的任何部位，能迅速打通人体经络，将人体内的风寒湿邪逼出体外，达到快速治愈顽疾的目的，具有疗效好、见效快，且安全、无毒副作用的特点。

中药湿敷配合蜡泥疗法是将中药湿敷与中药蜡泥疗法结合的一种治疗方法。中药湿敷配合蜡泥治疗，既发挥中药通经活络、活血化瘀、消肿止痛等作用，又与蜡疗的温热效应和机械压迫效应融为一体，加速局部血液循环，促进炎症渗出物及代谢产物的吸收，使患者的疼痛症状得到改善。蜡泥可使中药传导深入而持久，降低了中药湿敷反复淋药保持温度的繁杂性，同时缩短了疗程，对临床有积极意义。

适用人群：①长期劳累或压力过大而致身体虚弱，精力不足，体力不支，难以胜任繁重工作。②因长期失眠导致脾气暴躁，精神不集中，抑郁、健忘、耳鸣、记忆力下降者。③免疫力低下，经常感冒，并常出现严重鼻塞、流涕、打喷嚏等不适者。④经常头晕、头胀、四肢怕冷、活动不灵便。⑤经常熬夜、肌肉酸痛、全身乏力、体能偏低者。⑥因各种膝关节骨质问题和寒湿引起的各类疼痛。⑦手脚麻木、手脚冰冷、气血不通人群。

注意事项：①湿敷、蜡泥的温度应以患者能忍受为度，要避免发生烫伤。②治疗时病灶部位或穴位及其周围皮肤会有痒、麻、灼热、刺痛等各种不同的感觉，这是正常现象，无需担心。③过饥、过饱、饮酒后不宜热敷。

禁忌证：①局部皮肤破损或急性脓性炎症禁用，有出血倾向者禁用，过敏体质者慎用。②体质衰弱和高热患者，周围循环障碍、严重水肿部位、轻深部放射性治疗的患者及1岁以下婴儿禁用中药蜡泥。③皮肤感觉障碍、感染及开放伤口处慎用。④妊娠期、月经期禁灸。

【药物组成】细辛3克，川乌、红花各5克，吴茱萸10克，威灵仙、川芎、透骨草、艾叶、羌活、独活、防风、伸筋草、苏木各15克。

【功效】温经散寒、活血通络。

【制备方法】①准备蜡泥。固体蜡泥放入蜡疗机中，设定温度70℃熔化后，将熔化的糊状蜡泥放入治疗盘中，将不透水医用中单剪成一大小40厘米×40厘米治疗巾平铺于床上，待蜡泥冷至50℃左右取出置于治疗巾上，做成一大小为30厘米×30厘米、厚度约为3厘米的蜡饼。②准备中药。以上药物装于布袋中，放到药锅里加水浸泡20分钟左右，然后再煎煮20分钟。再将5~6层规格大小约为25厘米×25厘米的纱布置于温度适宜的药汁中浸透，挤去多余药汁后，以不滴药汁为宜，敷于蜡饼上。

【使用方法】准备完毕，将浸过中药汁的纱布敷在蜡饼上，患者腰背患部紧贴中药纱布平卧，治疗时间为30～40分钟，治疗完毕后用毛巾擦掉治疗部位的中药汁和汗液。

【频次】每天1次。

【疗程】10日为1个疗程。

【适宜人群】气滞血瘀型腰椎间盘突出症患者。患者多有明显外伤史，表现为腰腿刺痛难忍，脊柱侧弯，腰腿部有固定压痛点，并向下肢放射，咳嗽时症状加重，舌紫暗或有瘀斑，脉弦紧或涩。

（二）火针疗法

【取穴】夹脊穴双侧（CT定位的突出腰椎间盘相应点及上、

下华佗夹脊穴）。

【功效】温通经脉、缓急止痛。现代医学认为，腰椎间盘突出症的疼痛主要是腰椎间盘突出压迫了相应的神经根造成无菌性的炎症水肿所致，火针相应及上下椎体的3对夹脊穴，能改善局部的血液循环，促进炎症吸收、水肿消退。

【操作】每次选2～3个夹脊穴，患者取俯卧位，根据患者不同体质分别选用中或细火针，以压痕作为选穴标记，常规消毒后，医者右手持针，将针身倾斜45°放于酒精灯火焰上，以针身烧至发白为度，对准穴位，疾进疾出（进出针靠腕力控制，时间约1秒，深度10～15毫米），用万花油棉球按压针孔以减轻疼痛，嘱患者局部12小时内勿湿水。

【频次】隔天1次。

【疗程】10次为1个疗程。

【适应证】腰椎间盘突出症。

【注意事项】①火针治疗前，要做好患者思想工作，解除思想顾虑，消除紧张心理，取得患者配合，然后方可进行治疗。②使用火针时，必须细心慎重，动作敏捷、准确，避开血管、肌腱、神经干及内脏器官，以防损伤。③火针必须把针烧红，速刺速起，不能停留，深浅适度。④施行火针后，针孔消毒，保持清洁，以防感染。⑤火针刺激强烈，孕妇及年老体弱者禁用；火热证候和局部红肿者不宜用；高血压、心脏病、恶性肿瘤等患者慎用。

（三）温阳灸法

【取穴】神阙穴、关元穴、命门穴、肾俞穴。

【功效】温阳补气、行气活血、化瘀止痛。温阳灸法能改善局部血液循环，降低神经兴奋性，并能促进炎症吸收、水肿消退，从而减轻患者疼痛。

【操作】用清艾条依次艾灸神阙穴、关元穴、命门穴、肾俞穴，每穴用艾条温和灸30分钟，以保持皮肤有温热感而无灼痛为宜。艾灸神阙穴、关元穴时取仰卧位，完成后取侧卧位，艾灸命门穴、肾俞穴。

【频次】每周5次，连续使用5次后休息2天。

【疗程】5次为1个疗程，共治疗3个疗程。

【适应证】血瘀型腰椎间盘突出症。

【注意事项】①妊娠期或者哺乳期妇女禁用。②严重肝肾功能障碍或血液疾病慎用。③精神疾病患者慎用。④如发生晕灸、局部烫伤等情况，要积极采取相应措施救治。

（四）雷火灸法

【部位及取穴】部位：腰椎及腰骶椎部，患侧臀部。穴位：环跳穴、委中穴。

【功效】活血化瘀、祛风散寒、温阳补肾。雷火灸燃烧时最高温度可达几百摄氏度，其热力与红外线照射作用相当，通过对人体面（病灶周围）、位（病灶位）、穴形成高浓药区，在热力的作用下，渗透到组织深部来调节人体各项机能。它可激励人体穴位内生物分子的氢键，产生受激相干谐振吸收效应，通过神经体液调节系统调节人体细胞所需的能量。从而能促进血液循环，消除局部水肿，减轻炎症，缓解疼痛。

【操作】患者俯卧位，用双孔式灸具或四孔式灸具，若腰4/5或腰5/骶1椎间盘突出，用两孔斗式灸具，点燃药后，插入雷火灸

1/2支处做好外固定，把它放在腰骶部，盖上浴巾，温灸50~60分钟，每15分钟吹1次药灰，当皮肤发红，深部组织发热后，把2支药取出固定在双头灸具上灸患侧臀部疼痛处，距离皮肤2厘米，保持火头火红，灸至皮肤发红，深部组织发热为度；每移动灸10次用手压一下。距离皮肤2厘米，用小螺旋形法，灸环跳穴和委中穴，每旋转10次为1壮，每灸1壮用手压一下，每穴各灸8壮。

【频次】每日1次。

【疗程】10次为1个疗程，治疗1~2个疗程。

【适应证】腰椎间盘突出症。

【注意事项】

（1）以下情况不适合行雷火灸：①合并有心血管、肝、肾、消化、造血系统等严重危及生命的原发性疾病者；②孕妇、哺乳期妇女；③有明显手术指征者。

（2）如发生晕灸、局部烫伤等情况，要积极采取相应措施救治。

（五）温通刮痧疗法

【部位】腰背部、腰骶部。

【功效】祛风散寒、活血化瘀、温补阳气。温通刮痧能改善血液循环，促进炎性物质吸收，缓解局部组织僵硬、痉挛、疼痛等。

【操作】

（1）准备工作。①施灸者准备：温通刮痧的精髓为融武、医、禅为一体，形神俱备，内外兼修。医者须功法、心法、手法三法合一，练功聚气，凝神守意，以意带气，以气御灸，灸与手合，手与身合，柔和透达，温透经脉，扶正祛邪。因此，温通刮痧施灸者日常需练习气功、八段锦等，以增强自身正气。②环境准备：环境安静、舒适、优美，并注意保护患者的隐私；播放舒缓的音乐，如《宫商角徵羽》等，使患者心情放松。③用物准备：治疗车、治疗盘、刮痧杯、艾柱、艾草精油、弯盘、充气打火机、灭火盅、油烟机、棉签、纱块、大毛巾、万花油、速效手消毒液、屏风。

（2）操作方法。①温通刮痧手法。点刮：用杯沿着力，沿经络作按揉拨动，适用于夹脊穴及骨缝粘连处，角度45°左右；单边刮：用1/3的杯沿刮痧，适用于大部分部位，角度15°左右；揉刮：用杯沿作柔和的旋转刮拭，适用于消除结节，角度15°；平刮：用整个杯口接触皮肤，适用于腰、大腿和臀部；滚刮：把杯子横放，快速在皮肤表面滚动，以促进血液运行；铲刮：杯口约呈垂直状态，保持一定的压力和前推力。②具体操作方法：患者取卧位，充分暴露腰部并注意保暖，必要时准备屏风。操作前，采用气推法（大椎穴—至阳穴—命门穴—腰阳关穴，肩井穴—膈俞穴—肾俞穴—次髎穴，均为每穴4拍）开穴。操作时，先在腰部涂抹艾草精油，将艾柱插入艾灸杯的钢针上，点燃艾柱充分燃烧；温通刮痧施者沉肩垂肘，腕部自然放松，拇指、食指夹住刮痧杯管口，中指、无名指贴紧罐身，尾指微翘，引邪外出。用平刮法或揉刮法由督脉的中枢穴分段刮至腰俞穴，由膀胱经的脾俞穴分段刮至膀胱俞穴，每条经络约刮3分钟或出痧即可。点刮法刮腰背部夹脊穴，约1分钟；单边刮法循双侧足太阳经自上而下刮至两侧腰眼及八髎区域，约5分钟；待刮痧杯杯身烫手时快速滚刮，时间约2分钟。以背部皮肤发红、微热、出痧为原则。刮痧完毕，予泻劳宫穴。泻法：杯口贴近劳宫穴，雀啄灸6拍，迅速拉开2拍，每次8拍。用纱块清洁腰部皮肤，注意观察皮肤有无破损、水泡、烫伤等。

【频次】每次20分钟，每周治疗2次。

【疗程】2周为1个疗程。共治疗1～2个疗程。

【适应证】腰椎间盘突出症。

【注意事项】①刮痧过程中，注意观察患者感受，询问患者对疼痛、热度等的感觉，并根据患者的感觉调整刮痧的手法和力度。②刮痧过程中用油烟机抽走艾烟，以减轻患者和操作者的不适感。③滚刮时杯口朝上，以防快速滚刮时艾柱脱落烫伤皮肤。温通刮痧后嘱患者多饮温水，腰部保暖，刮痧4～6小时后方可外出、洗澡等。④下列情况不适合温通刮痧治疗：有出血性疾病者；合并严重慢性疾病者；腰部皮肤破损者；有腰部外伤史者；有精神疾病者。

四、医案

患者，男，37岁。

【主诉】搬重物后突发腰部疼痛并向右下肢放射2周。

【现病史】患者2周前因搬重物后突发腰部疼痛，后渐出现右下肢放射痛，发病后曾在当地医院骨科及针灸科诊治，经予口服镇痛药物、外用药膏（具体不详）及针灸推拿治疗后，仍不能缓解（患者畏针，接受针灸治疗过程中出现晕针）。经人介绍来门诊求治。症见：腰痛不可俯仰，并向右下肢放射，站立行走困难，纳眠可，二便常。

【查体】痛苦面容，强迫左侧卧位，右侧骶尾部、右侧大腿后侧、右小腿后外侧疼痛明显，局部次髎穴、臀痛穴、承山穴有明显压痛。右侧直腿抬高试验阳性（小于30°）。舌红，苔黄略腻，脉弦。既往无其他特殊病史。

【辅助检查】当地医院腰椎CT示：L3～4、L4～5椎间盘突出，腰椎退行性变，L5骶化。

【中医诊断】腰痹，气滞血瘀证。

【西医诊断】腰椎间盘突出症。

【辨经筋】足太阳经筋。

【选穴】气海俞穴、臀痛穴（均右侧）。

【刺法】合谷刺和输刺。

【针刺操作】患者取左侧卧位，安慰患者放松不要紧张，充分暴露腰部，穴位局部常规消毒。选用规格BX-QH0.5毫米×50毫米岐黄针，左手按紧局部皮肤，右手用飞针手法快刺直刺进针，进针深度1.2～1.5寸，轻轻摆动针柄沿足太阳膀胱经筋循行方向成15～30°行合谷刺，然后迅速出针，用消毒干棉球按压针孔约30秒。臀痛穴（陈振虎教授经验穴，位于髂脊和髂后上棘连线等边三角形的顶点），针身与皮肤表面垂直，进针深度1.5～2寸，然后轻轻摆动针柄向髂脊和髂后上棘方向上下成15°行合谷刺，并用消毒干棉球按压针孔约30秒。然后拔岐黄罐5～10分钟，带罐活动。

【疗效】整个针刺操作过程约3分钟，其间患者诉仅有局部少许酸胀感，无针刺的疼痛感，较易接受，出针后患者下床活动，疼痛感基本消失。3次治疗患者后腰痛并向下肢放射症状完全消失，活动自如。

第三节 ｜ 膝骨关节炎

一、基本介绍

膝骨关节炎是一种以关节软骨退变、继发性骨赘形成、软骨下骨硬化、滑膜炎症等为主要特征的慢性退行性疾病。本病多在中老年和肥胖者中发生，是临床常见的慢性病，其所引起的功能障碍，是老年人致残及生活质量下降的主要原因之一，严重影响患者的身心健康。

本病属中医学"痹病""痿证""骨痹""筋痹""鹤膝风"等范畴。按照病因学分为原发性和继发性两大类，临床以前者多见。

（一）病因病机

1. 病因病理

该病可分为原发性骨关节炎和继发性骨关节炎，主要病变是关节软骨的退行性病变和继发性骨质增生。其发生的确切病因及病理机制尚未明确，一般认为是多种致病因素引起关节力线异常、关节周围组织病变和软骨破坏所致，由机械性和生物性因素相互作用共同形成。其中增龄被认为是最强的危险因素，其他因素如外伤、体力劳动、运动、肥胖、遗传等因素，均可抑制软骨基质蛋白多糖的合成，促进蛋白多糖、透明质酸和胶原的降解；另外与氧自由基代谢、炎症因子、生长因子、免疫因素等都有关。其病理学特点为关节软骨的变性、糜烂、溃疡和脱失，软骨下骨硬化和囊性变，以及边缘性骨赘形成。组织学上显示软骨表面碎裂，垂直裂隙，晶体沉积和血管入侵，以及修复的标志——骨赘形成，最终软骨全部脱失，致软骨下骨硬化及局灶性骨坏死。

总之，膝骨关节炎不仅会导致关节软骨病变，也会影响整个关节结构，包括软骨下骨、韧带、滑膜、关节囊及关节外肌肉，最终因关节软骨全部脱失而导致关节畸形和功能丧失。

2. 中医病因病机

本病以正气不足为本，以风、寒、湿、热、痰、瘀为标。当正气不足时，六淫外邪乘虚而入，盘踞经隧，导致气血闭阻，留滞于内而发病。

正气不足以肝肾亏虚、气血虚弱为主。肝主筋，肾主骨，肝藏血、血养筋，肾主储藏精气，诸筋者，皆属于节，筋能约束骨节。中年以后肝肾亏损，肝虚则血不养筋，筋不能维持骨节之张弛，关节失滑利，肾虚而髓减，致使筋骨均失所养；或气血虚弱，推动乏力，气血津液运行不畅，产生痰凝、瘀血等病理产物阻塞经脉通道；此时稍有不慎，感寒或居处潮湿，露卧当风，则外邪乘虚侵袭人体，痹阻经络，遂使气血运行不畅，发为痹病，或体失濡养而发为痿证。痹病与痿证在整个病程中，可单独出现，也可同时出现，两者相互影响，互为因果。

综上所述，本病的病位在膝关节，其病因病机主要是正气不足、风寒湿热邪气外侵，证属本虚标实、本痿标痹，其临床表现是先痹后痿，痹痿并存。

（二）临床表现

（1）关节疼痛及压痛。关节疼痛及压痛是膝骨关节炎最常见的临床表现，疼痛特点如下：①起步痛，久坐或刚下床起步行走时疼痛较明显，活动后稍缓解；②活动痛，行走一段时间后出现疼痛加剧；③负重痛，膝关节在负重状态下如上下楼梯时疼痛加剧；④静息痛，膝关节在静息状态亦疼痛，以夜间为甚。一般初期为轻度或中度间断性隐痛，休息后好转，活动后加重，晚期可以出现持续性疼痛或夜间痛；疼痛常与天气变化有关，寒冷、潮湿环境均可加重疼痛。除了疼痛，膝关节的局部可出现压痛，在关节肿胀时明显。

（2）活动受限。常见晨僵（晨起时膝关节僵硬及发紧感，活动后可缓解），一般持续几分钟至十几分钟，极少超过30分钟，中期可逐渐出现膝关节交锁，到晚期，关节活动明显受限，最终致残。

（3）关节畸形、肿大。疾病中晚期可见明显的内翻、外翻或旋转畸形。

（4）骨摩擦音（感）。关节屈伸时可闻及骨摩擦音（感）。

（5）肌肉萎缩。关节疼痛和活动能力下降可以导致膝关节周围肌肉萎缩，关节无力。

（三）诊断标准

需根据患者病史、症状、体征、X线表现及实验室检查作出临床诊断。参照中华医学会骨科学分会发布的《骨关节炎诊疗指南（2018年版）》及美国风湿病学会诊断标准（2012），满足以下诊断标准①+（②、③、④、⑤条中的任意2条）可诊断为膝骨关节炎。

①近1个月内反复的膝关节疼痛；②X线片（站立位或负重位）示关节间隙变窄、软骨下骨硬化和（或）囊性变、关节边缘骨形成；③年龄≥50岁；④晨僵时间≤30分钟；⑤活动时有骨摩擦音（感）。

二、中医辨证分型

中医辨证主要参考《膝骨关节炎（膝痹）中西医结合临床实践指南》中相关内容进行分型。

1. 湿热痹阻证
关节红肿热痛，屈伸不利，甚则痛不可触，得冷则舒，口干、小便赤、大便黏腻不爽，舌质红、苔黄腻、脉濡数或滑数。

2. 寒湿痹阻证
关节疼痛重着，屈伸不利，遇冷加剧，得温则减，腰身重痛，舌质淡、苔白腻、脉濡缓。

3. 气滞血瘀证
关节疼痛如刺，屈伸不利，休息后疼痛不减，面色黧黑，舌质紫暗，或有瘀斑、脉沉涩。

4. 肝肾亏虚证
关节隐隐作痛，腰膝酸软无力，酸困疼痛，遇劳更甚，舌质红、少苔、脉细数或舌质淡胖、苔白、脉沉迟无力。

5. 气血虚弱证
关节酸痛不适，少寐多梦，自汗盗汗，头晕目眩，心悸气短，面色少华，舌淡、苔薄白、脉细弱。

三、中医特色疗法干预调理

（一）中药外治

1. 膏药疗法——中药药膏疗法（又称敷药或软膏）

膏药疗法是利用中药制成的膏药、敷药（糊膏）、药粉、膏剂等贴敷于人体外表一定部位或穴位以达到治疗疾病的一种疗法。中药药膏疗法是膏药疗法的一种，是将药碾成细末，然后选加饴糖、蜜、油、水、鲜草药汁、酒、醋或医用凡士林等，调匀如糊状，涂敷伤处。

适应证：常用于筋骨损伤、骨折、疮疡等病症。

注意事项：①贴膏药前，须将局部清洗干净，晾干；②在头面部特别是近眼处、口鼻处等附近，不宜贴。

禁忌证：①孕妇及月经期妇女；②治疗部位有皮肤破损者；③对所用膏药的成分有过敏者。

平乐壮骨膏

【药物组成】淫羊藿10克、杜仲10克、当归15克、川芎15克、白芍10克、独活8克、细辛5克、秦艽6克、肉桂5克、川牛膝8克、甘草片3克，取上药4剂。

【功效】补益肝肾、益气活血、温经通络止痛。

【制备方法】上药粉碎成细粉，过100目筛，备用。再取38.5克蜂蜜加水300毫升，熬成蜜水后，加入麻油5.36克，搅拌均匀。继续熬至小气泡出现时，下药粉300克关火，搅拌均匀，冷却备用。

【使用方法】取35~40克熬好的药膏，外敷患膝，纱布包扎。

【频次】每日1次。

【疗程】14天为1个疗程，共治疗1~2个疗程。

【适宜人群】膝骨关节炎患者。

2．中药熏洗疗法

具体方法，详见本章第二节腰椎间盘突出症中相关内容。

海桐皮汤（《医宗金鉴》）

【药物组成】海桐皮、透骨草、乳香、没药各6克，当归5克（酒洗），川椒9克，川芎、红花各3克，威灵仙、白芷、甘草、防风各3克。

【功效】活血散瘀，通络止痛。

【制备方法】每剂药装入纱布袋，放入锅中煮沸约15分钟，倒入盆中。

【使用方法】充分暴露患肢膝部，先将患膝置于盆上方30~40厘米处进行熏蒸，待药液达适当温度后，将药袋取出盖在患肢上进行热敷，以膝部有温热感开始计时。

【频次】每日2次，每次20分钟。

【疗程】3周为1个疗程，共治疗1~2个疗程。

【适宜人群】膝骨关节炎，患处疼痛、活动受限者。

3．中药熏蒸疗法

具体方法，详见本章第二节腰椎间盘突出症中相关内容。

活血通络方

【药物组成】五加皮、海桐皮、艾叶、红花、防风、苦参、透骨草、紫花地丁、桃仁、川椒、蒲公英、延胡索、白芷、威灵仙各15克。

【功效】祛风除湿、活血通络止痛。

【使用方法】将中药熏蒸方倒入中药熏蒸器的储药槽中，煮沸至药槽的4/5，对准膝盖部位熏蒸。

【频次】每次30分钟，每日1次。

【疗程】7天为1个疗程，共治疗2个疗程。

【适宜人群】膝骨关节炎患者。

（二）雷火灸定点回旋透热技术

雷火灸定点回旋透热技术是传统赵氏雷火灸技法中小回旋灸法、雀啄灸法与推拿点按法的结合。

【取穴】患侧下肢内膝眼穴。

【功效】温经散寒、疏利关节、蠲痹止痛。雷火灸具有扩张血管、加快血液循环、抑制血管通透性升高、减少炎症渗出、加速炎症渗出物吸收的作用，同时能促进机体细胞免疫和体液免疫的功能，能调整人体免疫功能。

【操作】

（1）预热：患者呈仰卧位或坐位，将点燃的雷火灸灸条置于距离膝关节皮肤3厘米处，横向、斜向或纵向匀速来回施灸，施灸过程中保持灸条于施灸处皮肤垂直，共计5分钟左右，至整个膝关节觉温暖舒适为宜。

（2）行小回旋灸法：将灸条置于患侧膝关节内膝眼上方3厘米处，作半径为2.5厘米的顺时针回旋，2秒/次，每灸10次小回旋灸，用手点按施灸处；重复操作7遍。

（3）作雀啄灸法：灸条距离内膝眼皮肤3厘米处，如鸟雀啄食一样，上下移动艾条，2秒/次，最近距皮肤1.5厘米，最远距皮肤3

厘米。每灸5次雀啄灸，用手点按施灸处；重复操作7遍。

（4）重复初始操作，共计20分钟。

【频次】每日1次，连续7天治疗，共治疗7次。

【疗程】7次为1个疗程。

【适应证】膝骨关节炎。多见膝关节等隐隐作痛，屈伸、俯仰、微活动稍缓解，气候变化加重，反复缠绵不愈；局部关节可轻度肿胀，活动时关节常有"咔喇"声或摩擦声。

【注意事项】有以下情况不适合行雷火灸治疗：①有哮喘及对艾灸过敏体质者；②伴有心、肾、肝等脏器严重损害者；③痛风急性发作期、膝关节急性损伤或肿瘤等疾病引起膝关节疼痛者；④妊娠期或哺乳期妇女。⑤如发生晕灸、局部烫伤等情况，要积极采取相应措施救治。

（三）火针点刺疗法

【取穴】阿是穴（局部痛点）、梁丘穴、血海穴、犊鼻穴、内膝眼穴、阳陵泉穴、足三里穴。

【功效】温通经络、散寒止痛。火针疗法直接刺激腧穴、病灶或反射点，能迅速减轻局部组织缺血、水肿、瘀血、痉挛、粘连等病理变化，改善微循环，加快局部代谢产物、炎症因子的吸收，降低软组织张力，减轻神经末梢所受刺激，缓解疼痛。

【针具】规格为0.5毫米×25毫米的钨锰合金细火针。

【操作】患者取仰卧位，屈膝。先在预定腧穴处用指甲划痕做标记，随后在局部进行消毒，接着点燃酒精灯，将针身的前1/3烧至通红，点刺腧穴，疾进疾出不留针，每针深约0.5厘米，每穴散刺3针。出针后用无菌干棉签重压针眼。

【频次】每周2次，2次治疗之间间隔2～3天。

【疗程】8次为1个疗程。

【适应证】膝骨关节炎。

【注意事项】治疗部位保持局部清洁，当天不宜洗澡，避免感染，如有感染，及时就医。针刺后针孔发红发痒或高出皮肤均为正常现象，不需特殊处理，严禁搔抓。如发生滞针、晕针、断针、弯针、血肿、感染、烧烫伤、皮肤损伤等针刺不良反应，按相应方法对症处理。

（四）腹针疗法

【取穴】中脘穴、关元穴（天地针）、健侧气旁穴（气海穴旁开5分）、外陵穴、大横穴、患侧下风湿点（外陵穴外5分、下5分）。

【功效】祛风除湿、健脾补肾。通过行针，引起腹部浅筋膜的牵拉反应，影响肠神经系统，通过迷走神经将颅脑和肠脑连接，并在中枢神经系统特定区域产生多种神经肽，如脑蛋白、脑啡肽，以及对神经起作用的多种化学物质，综合产生镇痛效果。

【针具】0.25毫米×40毫米的一次性无菌针灸针。

【操作】患者取仰卧位，暴露腹部，常规消毒后，按选穴顺序进行进针，进针时要避开毛孔、血管（要求无痛，否则重新进针），捻转时要慢（只捻转不提插或轻捻转慢提插），其中天地针深刺，气旁穴、外陵穴、大横穴中刺，下风湿点浅刺，针刺后留针候气，可根据针感对每个穴位的深度进行调整，改善患者的临床症状。留针30分钟。起针时按针刺顺序取针，先针先取。起针时应保持留针时的深度水平缓慢地将针捻转提出，并用无菌干棉签对穴位进行轻轻地按压。

【频次】每天针刺1次。

【疗程】10次为1个疗程，2个疗程之间间隔5天，可治疗1~2个疗程。

【适应证】膝骨关节炎。

【注意事项】①有以下情况不适合行腹针治疗：精神病患者；有心脑血管、肝、肾和造血系统等严重原发性疾病者；妊娠期及哺乳期女性。②如发生滞针、晕针、断针、弯针、血肿等情况，按相应方法对症处理。

四、医案

患者，女，70岁。

【主诉】双膝关节肿痛5年。

【现病史】5年前患者无明显诱因出现双膝关节疼痛，局部肿胀，每遇天气变化及劳累后加重，予中西药物治疗后略有缓解。10天前恰临近立冬时节，患者因气温骤降出现双膝关节疼痛加重。现患者双膝关节肿胀，疼痛拒按，以上下楼明显，蹲起不能，活动受限，伴双下肢发沉，麻木感，怕冷，纳眠可，二便调。

【查体】髌骨四周压痛（＋），内外侧膝眼及胫骨内侧髁压痛明显，浮髌试验（＋），抽屉试验（－），研磨试验（－）。舌淡红苔薄白，脉沉弱。

【辅助检查】双膝关节X线片检查示：双膝退行性病变。

【既往史】无。

【中医诊断】痹病，寒湿阻络证。

【西医诊断】双膝关节骨关节病（膝骨关节炎）。

【治则】健脾祛湿，温经通络。

【选穴】内外膝眼穴、阴陵泉穴、阳陵泉穴、足三里穴、鹤顶穴、血海穴及阿是穴。

【操作】①毫火针点刺以内外膝眼穴及阿是穴为主；②一次性针灸针常规针刺内外膝眼穴、阴陵泉穴、阳陵泉穴、足三里穴、鹤顶穴、血海穴及阿是穴，并针刺后在内外膝眼穴及鹤顶穴针柄处各加一圆形艾段，施以温针灸，留针20分钟。以上方法隔日1次。

【疗效】治疗1次后，患者双侧膝关节肿胀明显减轻，上下楼及蹲起疼痛得到明显缓解。治疗3次后，患者自觉双下肢轻松，无麻木感，疼痛缓解50%以上。治疗7次后，患者自诉走路无障碍，双侧膝关节肿痛基本消失，其他关节活动也得到了明显改善。随访3个月未复发。

第七章
皮肤科疾病

第一节 ┃ 湿疹

一、基本介绍

湿疹是一种常见的变态反应性、过敏性炎症皮肤病。皮损具有多形性、对称性、瘙痒和易反复发作等特点，常见皮损有红斑、丘疹、鳞屑、结痂、糜烂、渗液、苔藓样变等。根据病程可将湿疹分为急性期、亚急性期和慢性期。

湿疹的现代病因病机目前尚未清楚，一般认为湿疹发病是多种因素综合作用而引起，病因大致可分为内在因素与外在因素两种。内在因素包括：①免疫因素（免疫功能失调，如免疫细胞数量较正常人减少），精神因素（焦虑、紧张、失眠），遗传因素（父母患有过敏性疾病的，子女作为患者患有同样的过敏性疾病概率增高），内分泌或内脏疾病因素（糖尿病、甲状腺疾病、肾脏疾病），以及血液循环因素（如双小腿的静脉曲张）。外在因素包括：物理性因素（空气、阳光、温度、摩擦碰撞等），化学性因素

（化妆品、药物、染料等），动物性因素（动物毛发、真皮等），植物性因素（花粉、树脂等），微生物因素（真菌、细菌等），食物性因素（海鲜、酒、有毒物等）。

二、中医辨证分型

中医古籍中称之为"浸淫疮""湿疮""血风疮""湿癣"，根据发病部位不同而名称各异，如发于耳部的叫"旋耳疮"，发于肘窝或腘窝部的叫"四弯风"，发于阴囊的叫"绣球风"，发于乳头的叫"乳头风"，发于小腿的叫"臁疮"等。

中医将湿疹病因大体分为内外两部分，内因常见为卫外不固或素体血虚，禀赋不耐或因饮食，情志异常损伤则脾失健运，或湿热内生，或气血内亏，邪气易乘虚而入，发生疾患。湿疹外因以风、热、湿为主，常因正气亏虚，三邪夹杂侵袭机体发病，日久传变入里，肌表病变累及脏腑，损伤肺、脾、心、肝，与气血、经络、脏腑有着密不可分的联系。

本书采用全国中医药行业高等教育"十四五"规划教材、全国高等中医药院校规划教材（第十一版）《中医外科学》中的湿疮章节，将湿疹辨证分型分为湿热蕴肤证、脾虚湿蕴证、血虚风燥证三型。

三、中医特色疗法干预调理

（一）火针疗法

火针具有祛风止痒、清热泻火、补火助阳补虚的作用。火针通过调节皮肤神经，促进皮损微循环及新陈代谢，改善慢性湿疹的粗糙肥厚及苔藓样变类皮损，并可促进渗出、糜烂的吸收，同时，火针的疼痛作用机制，还可迅速止痒。

【操作方法】首先用碘伏消毒湿疹患处，施术者选用规格为0.5毫米×25毫米的细火针，以右手拇指、食指持针柄，左手持一盏点燃的酒精灯，靠近施术部位；将针身置于火焰上，以针身烧红至发亮为度，迅速刺入湿疹局部皮损，深度不超过皮损基底部，从皮损边缘进行围刺，针距间隔1厘米左右，直至整个皮损，手法宜轻，随即出针，出针后如出血不要马上止血，让其自流出少许血液后再用干棉球按压止血，点刺深度为5～7毫米。然后取配穴常规消毒，用火针垂直点刺5～20毫米，腹部腧穴需患者双手将所刺部位皮肤提起。

【注意事项】①糖尿病患者慎用；②年老体弱者、围产期妇女及婴幼儿慎用；③高血压病、冠心病、血小板减少、血液病患者慎用；④鸠尾穴、建里穴、巨阙穴、中脘穴、上脘穴、下脘穴慎用。

【选穴】主穴为湿疹局部阿是穴，配穴为天枢穴、曲池穴、肺俞穴、血海穴、风市穴。

【频次】每周2次为1个疗程。

【疗程】共4个疗程。

【适应证】慢性湿疹。

（二）推拿疗法

推拿可以是指以医者双手为工具，在体表施以推、按、揉等各种补泻手法，作用在经脉、穴区或特定部位，从而使经络疏通，调和脏腑及气血，使郁于肌肤风湿热邪得以祛，最终达到邪去正安的目的。机体在推拿的作用下，产生一系列有关生理、病理的变化，如新陈代谢的加快、抗病能力的增强等。同时，由于整个机体得到了调整，脾胃功能有所改善，"正气存内，邪不可干"，很大程度上降低了湿疹的复发率，这也是推拿疗法的优势所在。

【操作方法】家长坐在椅子上，将患儿抱在怀中使其面对术者，然后术者用滑石粉为介质，进行如下操作：补脾经200次、揉板门穴5分钟、运八卦穴200次、掐四横纹穴10次、揉足三里穴5分钟，然后嘱家长使患儿背对术者，再揉脾俞穴、胃俞穴各5分钟。

大便稀溏者加清小肠经，口中有酸味、吐乳者加清胃经、顺摩中脘穴，瘙痒严重者加揉血海穴、风市穴，体质虚弱者加捏脊。

【部位及选穴】脾经、板门穴、内八卦穴、四横纹穴、足三里穴、脾俞穴、胃俞穴。

【频次】每天1次。

【疗程】5天为1个疗程，1个疗程结束后休息2天，共3个疗程。

【适应证】脾虚湿盛型的婴幼儿湿疹。

(三) 放血疗法

放血疗法是以针刺某些穴位或者体表的小静脉放出少量血液，以达到"热随血而泻，血行风自灭"的治疗效果，通过点刺放血调节"气"与"血"之间的相互关系，以达到治疗疾病的目的，其中刺络拔罐的基础操作，仍属放血疗法范畴刺络放血。

现代研究显示，放血可以改善局部病变处组织的微循环障碍，清除病损致痒物质，从而达到治疗日的。

【操作方法】在湿疹皮疹部位或腧穴上常规消毒，一次性采血针点刺后拔罐，每次交替在湿疹部位和一穴（双侧）上进行操作。

【注意事项】治疗后24小时内避水，避免或减少食用易致敏和有刺激性的食物，保持皮肤清洁干燥，防止感染。

【部位及选穴】湿疹部位附近、膈俞穴（双）、阴陵泉穴（双）、脾俞穴（双）、胃俞穴（双）。

【频次】每周2次。

【疗程】2次1个疗程。

【适应证】湿疹。

四、医案

患者，女，39岁。

【主诉】反复双下肢多形性皮疹伴痒3年。

【现病史】患者反复躯干、四肢出现皮疹，曾多次外院诊治，诊断"湿疹"，曾内服枸地氯雷他定片、盐酸非索非那定片、复方甘草酸苷片、依巴斯汀片，外用卤米松乳膏、尿素乳膏、复方醋酸地塞米松乳膏、糠酸莫米松乳膏，以及多种中药内服，皮疹仍间断反复，夏天症状复发，冬季好转。现症见：双下肢多形性皮疹，阵发性瘙痒，皮肤干燥，口干，平素月经期月经量少，有血块，痛经，纳可，睡眠差，焦虑，二便调。

【查体】双下肢散在片状浸润性暗红斑，皮肤增厚粗糙，皮纹加深，苔藓样变，散在片状色素沉着，少许丘疹和鳞屑。舌暗，苔薄，舌下静脉曲张，唇紫暗，脉弦细。

【辅助检查】无。

【既往史】无。

【**中医诊断**】湿疹，血虚风燥夹瘀证。

【**西医诊断**】湿疮。

【**治则**】养血活血，祛风止痒。

一诊

（1）双下肢浸润性红斑处，火针治疗。

操作方法：先用碘伏消毒湿疹患处，选用规格为0.5毫米×25毫米的细火针，在酒精灯上燃烧至针身发红透亮，迅速刺入湿疹局部皮损，深度不超过皮损基底部，从皮损边缘进行围刺，针距适当，直至整个皮损，手法宜轻，随即出针。

（2）腘窝静脉放血治疗。操作方法：患者取直立位，充分暴露双下肢，站立处铺一次性无菌医用垫单（规格：60厘米×60厘米），在腘窝上方10厘米处扎止血带，使腘窝静脉更为突起。医生戴一次性手套，碘伏消毒皮肤后，用一次性无菌注射针头对准腘窝静脉突出明显处快速点刺，根据皮疹严重程度每次选取多个针刺点，任血流出，待出血量够后松开止血带，碘伏消毒针孔，用干棉球按压止血。

（3）苔藓样变处火针联合放血治疗。

操作方法：苔藓样变处碘伏消毒后，选用0.75毫米×25毫米的中火针，在酒精灯上将针身烧红、烧透亮，迅速刺入增厚的皮疹处，出血时勿及时止血，让血液少许流出，火针处若无出血，改用一次性无菌针头进行针刺，出血结束后，可用碘伏消毒后以干棉球按压止血。

（4）中药内服。

柴胡10克	生地黄10克	当归10克	荆芥10克
防风10克	白芍10克	川芎10克	白鲜皮15克

蝉蜕10克	独活10克	甘草6克	益母草15克
红花10克	牛膝10克	首乌藤10克	

7剂。

二诊 双下肢皮疹瘙痒减轻，暗红斑处较前变淡，增厚粗糙和苔藓样变处较前扁平，无明显口干，但睡眠仍较差、焦虑。唇紫暗较前稍改善，舌红，苔薄，脉弦细。

（1）双下肢暗红斑及苔藓样变处仍予以火针治疗。

（2）腘窝静脉放血疗法。治疗方法同一诊。

（3）中药内服。

柴胡10克	生地黄10克	当归10克	荆芥10克
防风10克	白芍10克	川芎10克	白鲜皮15克
独活10克	甘草6克	益母草15克	红花10克
牛膝10克	全蝎10克	首乌藤10克	炒酸枣仁15克
香附10克			

7剂。

【疗效】双下肢皮疹较前改善，皮疹瘙痒明显减少，服用中药后月经量较前一个月增多，血块减少，睡眠和心情较前改善。后以此方，间断调治1个月，皮疹瘙痒基本消失，皮肤光滑，少许色素沉着。睡眠和情绪正常。

第二节 │ 痤疮

一、基本介绍

痤疮，俗称青春痘、暗疮，是皮肤科常见的好发于颜面部的损容性疾病，主要表现为粉刺、丘疹、脓疱、结节、囊肿及瘢痕等，常好发于面部、胸背等皮脂腺丰富部位。

现代医学认为，痤疮的发病主要与雄激素相对升高、皮脂分泌增加、毛囊口角化过度及痤疮丙酸杆菌感染、炎症反应及遗传等有关。近年来研究表明本病与胰岛素抵抗和代谢综合征关系密切。同时，不良睡眠习惯可影响调节昼夜节律的肠道代谢产物，如短链脂肪酸和肠道球菌、杆菌的活性，导致痤疮发生。此外，痤疮的发生还与情绪、皮肤类型、彩妆类产品的广泛使用及工作环境等因素有关。

二、中医辨证分型

中医称"肺风粉刺""酒刺""风刺"等，中医认为痤疮的发生是由于素体阳热偏盛，加上青春期生机旺盛，营血日渐偏热，血热外壅，气血郁滞，蕴阻肌肤而成；或因过食辛辣肥甘之品，肺胃积热，循经上熏，血随热行，上壅于胸面而发病。而青春期后痤疮的发生还可由于工作紧张，冲任失调，肝气郁结，日久化热，或肾阴亏虚，病久则气血瘀滞，气机壅滞，外发肌肤。除此之外，现代医家提出了如肾阴不足，湿热，血瘀，痰结，肝郁等。

　　本书采用了李元文主编的科学出版社出版的"十四五"普通高等教育本科规划教材《中医皮肤病学》中粉刺的辨证分型，分为肺胃蕴热证、肠胃湿热证、肝郁气滞证、痰瘀互结证四型。

三、中医特色疗法干预调理

（一）火针法

　　火针点刺痤疮局部，具有祛邪外出、软坚散结、消肿排脓、敛疮、活血通络等局部治疗作用。火针疗法借助火的热刺激效应和针的机械刺激作用，既可补火助阳以补虚，又能以热引热，开门祛邪以泻实，寓"火郁发之"之意。临床观察，火针治疗痤疮具有迅速改善患者皮损症状，控制炎症反应，且不易遗留痤疮瘢痕等优势。现代研究显示，火针治疗痤疮的机制主要可以归纳为：①能增强机体的应激性，激发皮肤免疫作用；②人为造成皮肤烫伤，激发皮肤的组织修复作用；③增加损伤局部组织微量元素的含量，能激活多种酶活性，改善机体微循环，增加机体的新陈代谢；④能促进皮损局部的白细胞渗出，增强吞噬细胞功能，促进炎症消退并使其局限化；⑤痤疮丙酸杆菌等微生物受到了高温灭杀，并且其存活环境受到了破坏，难以继续繁殖；⑥结节囊肿型痤疮的囊壁及增生的结缔组织受到了直接破损，有益于祛腐生肌。痤疮患者，火针可单独使用或将火针和其他治疗方法联合使用，如联合中药汤剂口服、西医口服、中药面膜外用、西药外用、物理化学疗法、拔罐、放血、耳穴压豆、穴位埋线等。

　　【操作方法】患者取仰卧位，充分暴露面部患处并选好进针点

（以局部阿是穴为主）。选择一次性无菌针灸针，碘伏严格消毒穴位局部皮肤，消毒后，右手持针，左手拿稳已点燃的酒精灯，尽量靠近施针部位，用火焰的外焰烧灼针灸针。先烧针身，后烧针尖，并根据病情需要决定火针烧灼的程度。若病情较轻，只需针刺浅层，以烧至微红或通红为度；若病情较重，需针刺深层，则以烧至白亮为度，烧针后立即对准皮损顶部垂直、快速、准确刺入，快进快出。对于粉刺、丘疹、脓疱，宜采取点刺法，点刺后用棉签稍挤压，将皮损里内容物挤出并清除干净；对于结节，宜采取散刺法，间隔均匀，针刺深度不可太浅，需抵达结节中部，随后挤压清除内容物，以防局部炎症向四周扩散，挤压过程中注意用力，但切勿用力过度。对于囊肿，亦采取散刺法，刺破囊壁，脓栓、脓血有路可出即可，散刺后用消毒棉签将囊内脓栓、脓血轻压挤出并清除干净，若有脓血流出，用棉签按压2分钟左右即可。

【注意事项】治疗过程中要求术者全神贯注、动作熟练敏捷。火针治疗期间，若患者出现晕针等任何不适，应立刻停止一切治疗，使患者静卧休息片刻，做好心理安抚工作，并立即观察生命体征、及时进行对症处理。火针治疗后，嘱患者切勿用手接触患处皮肤，并且治疗24小时内勿湿水。

【选穴】局部阿是穴。

【频次】每周治疗1次。

【疗程】治疗8周。

【适应证】炎性丘疹、脓疱、结节、囊肿和大的粉刺。

（二）穴位埋线法

穴位埋线法是将医用羊肠线埋入穴位，产生持续的刺激作用，进而疏通经络、理气活血、调节脏腑、平衡阴阳，以达到治疗疾病的一种中医特色外治疗法。此疗法包括单纯穴位埋线疗法、穴位埋线法配合其他外治疗法、不同月经周期采用穴位埋线法等。蛋白线替代了针的作用，其长期物理和化学的刺激通过神经—内分泌—免疫路径抑制炎症介质的生成、增强免疫调节能力以及调节性激素的异常分泌，阻断痤疮的发病过程。

1．方法一

【操作方法】患者选择舒适的俯卧位和仰卧位，选取穴位进行常规碘伏消毒，将约1.5厘米长的可吸性外科缝线塞入埋线针前端，操作者一手绷紧进针部位，另一手快速刺入埋线针，得气后边推针芯边同时退针，将可吸收线留在穴内，棉签压住针眼处止血，盖无菌棉球后固定。

【注意事项】穴位埋线患者2天内不能洗澡。

【选穴】中脘穴、曲池穴、血海穴、足三里穴、心俞穴。胃肠湿热加脾俞穴、肾俞穴；痰瘀互结加丰隆穴；大便不通加支沟穴、天枢穴。

【频次】每周1次。

【疗程】3次为1个疗程，共1个疗程。

2．方法二

【操作方法】患者取俯卧位，医者将约1厘米的000号蛋白线从8号注射针头的针尖处装入针体，线头与针尖内缘齐平。穴位皮肤常规消毒，术者左手绷紧皮肤，将针头快速刺入2厘米左右。然后将针芯内的毫针向内推进，同时缓慢将针头退出，使蛋白线留于穴内，检查无线头外露后，用消毒敷料敷贴针孔1天。

【注意事项】治疗1周内勿剧烈运动，饮食清淡，勿食高蛋白之物。

【选穴】肺经风热证，选双侧肺俞穴、胃俞穴、大肠俞穴；湿热蕴结证，选双侧脾俞穴、胃俞穴、三焦俞穴；冲任不调证，选双侧肝俞穴、肾俞穴、脾俞穴；痰瘀结聚证，选双侧脾俞穴、肝俞穴、三焦俞穴。

【频次】每周埋线1次。

【疗程】治疗4次。

3．方法三

【操作方法】患者仰卧位，用碘伏常规消毒，将线体埋入面部皮下浅筋膜层，以平刺贴合皮肤的角度刺入，根据上述透穴的方向，推针送线，随后退针，出针后用消毒纱布轻按至针孔不出血。器材：锐针5—0.38毫米×50毫米，聚对二氧环己酮（Poly-Para-Dioxanone，PPDO）滑线。

【注意事项】为防止感染，嘱患者24小时内针孔不要碰水。

【选穴】印堂穴→山根穴，阳白穴→鱼腰穴，太阳穴→颧髎穴，下关穴→颊车穴，颊车穴→大迎穴，地仓穴→迎香穴，夹承浆穴→夹承浆穴，阿是穴（痤疮分布密集处）等选取约20穴次。

【频次】1次。

【疗程】1次即为1个疗程。

（三）刺络拔罐法

痤疮多因热邪浸淫，久病化瘀，刺络拔罐法是刺络放血的常用方法，可通过泄其血热、活血化瘀等治疗痤疮。现代医学认为，刺络拔罐法可通过排出血液和局部散热改善血液循环，促进新陈代谢，加强网状内皮系统的吞噬作用，从而减速炎症的消散。刺络拔罐法有取穴、针刺、留罐三步。

【操作方法】患者取俯卧位，在穴位皮肤和周围用75%酒精棉球常规消毒后，用注射器针头快速点刺5次，继而用3号罐拔罐，留罐5分钟。取罐后，用消毒干棉球擦净。

【注意事项】起罐后擦去局部血迹，并按压1~2分钟，告知患者24小时内不要洗澡。

【选穴】大椎穴、膈俞穴、背俞穴。

【频次】每周2次，每次间隔不少于2天。

【疗程】共治疗4次。

四、医案

（一）案例一

患者，女，27岁。

【主诉】反复颜面部多形性皮疹4年。

【现病史】患者颜面皮疹，曾至当地西医院诊治，诊断"痤疮"，内服异维A酸软胶囊、盐酸米诺环素胶囊、维生素B_6，外用过氧苯甲酰凝胶、阿达帕林凝胶、甲硝唑凝胶，以及行红蓝光照射、针清等物理治疗，症状仍反复。患者现要求纯中医治疗，遂至广州中医药大学第三附属医院皮肤科门诊就诊，现症见：颜面部丘疹、粉刺、结节、脓疱、色素沉着，平素心烦气躁，口干口苦，焦虑，睡眠可，二便调，纳可，近半年月经量少，痛经，血块较多。

【查体】颜面部散在数个红色炎性丘疹，脓疱，暗红色稍质硬结节，色素沉着，黑头粉刺，少许凹陷性瘢痕。舌质偏暗红，舌边有瘀斑，脉弦细。

【辅助检查】无。

【既往史】无。

【中医诊断】粉刺，肝郁气滞证。

【西医诊断】痤疮。

【治则】疏肝解郁，理气活血。

一诊

（1）穴位埋线。①选穴：脾俞穴、肾俞穴、肝俞穴、肺俞穴、血海穴、足三里穴、曲池穴、太冲穴。②操作方法：患者选择舒适的俯卧位和仰卧位，穴位进行常规碘伏消毒。医生双手戴一次性医用无菌橡胶手套，将羊肠线塞入埋线针前端，操作者一手绷紧进针部位，另一手快速刺入埋线针，得气后退针，将可吸收线留在穴内，棉签压住针眼处止血。每周1次。

（2）中药内服。

柴胡10克	茯苓10克	白术10克	当归10克
白芍10克	香附10克	熟地黄15克	川芎10克
桃仁10克	红花10克	连翘10克	白花蛇舌草15克
浙贝母15克	合欢花10克	丹参20克	甘草6克

7剂。

二诊 患者颜面部红色丘疹减少，结节较前扁平，心情稍舒畅，但仍有较多的脓疱。舌暗红，边有瘀斑，苔薄，脉弦细。

（1）穴位埋线。选穴及操作方法同前。

（2）中药内服。

柴胡10克	茯苓10克	白术10克	当归10克
白芍10克	香附10克	熟地黄15克	川芎10克
桃仁10克	红花10克	白花蛇舌草15克	浙贝母10克

夏枯草10克　　　合欢花10克　　　丹参20克　　　甘草6克

猫爪草15克

14剂。

三诊　颜面部炎性丘疹和脓疱基本消失，留有淡红色痘印，已无明显结节，舌暗红，苔薄，脉弦细。颜面部无新发皮疹，前方加减再服7剂巩固。

（二）案例二

患者，男，34岁。

【主诉】反复颜面胸背部丘疹、脓疱、结节3个月余。

【现病史】患者颜面、胸背部皮疹，曾当地社区医院诊治，具体诊治不详，症状改善不明显。今由朋友介绍至广州中医药大学第三附属医院皮肤科门诊就诊，现症见：颜面胸背部皮肤出油，丘疹、脓疱、结节，偶感肿痛，大便2~3天行1次，小便色黄，口臭，纳可，眠可。

【查体】颜面胸背部散在数个较多的红色炎性丘疹，脓疱，少许暗红色结节，淡红色痘印。舌红，苔黄腻，脉滑数。

【辅助检查】无。

【既往史】无。

【中医诊断】粉刺，胃肠湿热证。

【西医诊断】痤疮。

【治则】清热除湿解毒。

一诊

（1）颜面胸背部火针治疗。操作方法：患者先取舒适的体位，先仰卧位治疗颜面、胸部的，再俯卧位，治疗背部皮疹。然后对治疗区域进行碘伏消毒，选直径为0.5毫米的细火针，将其在酒精灯上烧红至发白透亮，确保达到所需的高温状态，将火针迅速地点刺到面部皮疹处，然后立刻将针头抽出，在丘疹、脓疱点刺后可以用干棉签适当地用力挤压病变的内容物，在结节处应避免挤压，因无内容物，可在结节处多次点刺以软坚散结，提高疗效。

（2）刺络拔罐。操作方法：患者取俯卧位，在大椎穴、膈俞穴、肺俞穴穴位用碘伏消毒后，用一次性无菌注射器针头快速点刺3～5次，继而用3号罐拔罐，留罐5分钟。取罐后，用消毒干棉球擦净。每周2次，每次间隔不少于2天。

（3）中药内服。

茵陈10克	大黄5克	栀子10克	黄芩10克
黄连5克	白花蛇舌草15克	山楂20克	薏苡仁30克
桔梗10克	甘草6克	蒲公英10克	淡竹叶10克

7剂。

二诊 颜面胸背部已无明显脓疱，皮肤出油较前减少，少许结节，无新发皮疹，大便通畅，小便调，口臭减少，舌红，苔微黄腻，脉滑数。因颜面胸背部仍有结节，可在结节处行火针治疗。

（1）颜面胸背部结节处火针治疗。操作方法同前。

（2）中药内服。

茵陈10克	栀子10克	黄芩10克	黄连5克
白花蛇舌草15克	山楂20克	薏苡仁30克	桔梗10克
甘草6克	布渣叶10克		

继续内服7剂。

【疗效】颜面胸背部已无明显的红色炎性丘疹、脓疱、结节，皮肤出油较前明显减少，二便调，留有淡红色痘印，舌红，苔微黄，脉滑。按上方再予以7剂巩固。

第三节 | 带状疱疹

一、基本介绍

带状疱疹是由水痘-带状疱疹病毒引起的急性感染性病毒性皮肤病。其由水痘-带状疱疹病毒感染，首发表现为水痘，此后，病毒潜伏在脊神经节或三叉神经节的感觉神经节内，在人体免疫力下降时，可引起病毒的生长繁殖，使受侵犯的神经产生炎症或坏死，并通过感觉神经轴突转移至皮肤，发生带状疱疹，出现皮肤损害及神经疼痛。

带状疱疹感染其发病率随年龄的增大而呈上升趋势，它是皮肤科的常见病和多发病，多发于春、秋季节，以成年患者居多，在急性发作期，皮损以带状分布的红斑丘疹为主，继而出现绿豆至黄豆大小簇集成群的水疱，累累如串珠，聚集一处或数处，严重者可见出血点或血疱、坏死。皮损好发于腰肋部、胸部或头面部，多发于身体的一侧，沿神经分布。发于头面部者，尤以眼部和耳部者病情较重，疼痛剧烈，并伴有附近淋巴结肿大疼痛，甚至影响视力和听觉。虽然本病有自愈性，但其并发症亦很常见，带状疱疹后神经痛是最常见的并发症之一，10%～21%的患者会继发带状疱疹后神经痛。目前国际上尚未对带状疱疹后神经痛做出明确定义，国内外较公认的带状疱疹后神经痛的诊断标准为皮损完全愈合后1个月或3个月以上而出现的持续疼痛。

二、中医辨证分型

中医称其为"缠腰火丹""蛇串疮""蛇窠疮""蜘蛛疮""火带疮"等，本病的发生虽与受风、湿、热、毒等邪气有关，但亦与人体患病时的正气盛衰有关。正虚是带状疱疹发生的基础与内在因素，感受外邪则是本病发生的外因和直接因素，两者缺一不可。

根据《中医药学名词》与《中医外科学》及翻阅现代文献，本书将本病分为以下3种中医证型：肝经郁热证，脾虚湿盛证，气滞血瘀证。

三、中医特色疗法干预调理

（一）火针法

火针法可使火热毒邪外出，引热外达，清热解毒，即"以热引热""火郁发之"。火针治热证，通过灼烙人体腧穴与腠理而开启经脉脉络之外门，给贼邪出路，达到开门祛邪之功。同时因火针的针身较普通针灸的针身粗，火针借助火力，出针后针孔不会马上闭合，使有形之邪可以直接排出体外，使邪毒得清。火针治疗后可使邪气从针孔而出，达到邪去正安的效果。火针可更好地改善急性期带状疱疹的皮损，在提高疱疹的结痂、脱痂的疗效上更有明显优势，对止痛、预防带状疱疹后神经痛的发生也有较好的疗效。火针烧灼局部引起炎症反应，可提高吞噬细胞的数量和吞噬功能，增强机体的局部非特异性免疫机能。

1．火针法1

【操作方法】①体位：患者取坐位或卧位，以自感舒适、利于放松、便于医生操作。②皮疹处用安尔碘皮肤消毒剂消毒。③火针烧针：左手持止血钳夹持浸95％酒精的医用脱脂棉球并点燃，使火焰靠近患者皮损部位并距先前选定的针刺部位10～15厘米。右手以握笔式持针，将针尖、针体探入火焰的外焰烧红或烧至发白。要求时间在1秒以内针尖仍发红时果断、迅速地刺入带状疱疹皮损部位直入直出。水疱、丘疹或红斑区采用中粗火针点刺，进针深度以针尖刺破疱疹达到其基底部为度。对于较大的脓疱或血疱即直径0.5厘米以上者，用粗火针点刺，刺后用消毒脱脂棉球挤净疱液。

【注意事项】注意防止火焰或燃烧的酒精滴下灼伤患者。

【选穴】局部阿是穴，即疱疹处，先刺最早出现皮疹的部位即发疹的始端（"蛇头"），再刺后发疱疹的中间部（"蛇腰"）与尾端（"蛇尾"）。若面积大、疱疹多，可分批治疗。

【频次】前3天每日1次，之后隔日1次。

【疗程】9天。

【适应证】带状疱疹。

2．火针法2

【操作方法】患者取舒适体位，阿是穴常消毒，点燃酒精灯，左手持酒精灯，将火焰靠近皮损阿是穴处10～15厘米，防止火焰烧伤皮肤及衣物，右手持30号毫针（0.3毫米×75毫米）针灸针在酒精灯的外焰加热针体；将毫针针尖处烧红至发白后，快速准确地刺入疱疹中央及周边范围处深0.2～0.3厘米，直进直出。

【注意事项】根据疱疹数量，先刺早发的疱疹，每次选择4～6个；根据疱疹大小针刺1～3次，术毕用无菌棉球擦拭流出疱液、污血等，并按压约30秒，灭酒精灯。

【选穴】阿是穴。

【频次】每日治疗1次。

【疗程】10次为1个疗程。

【适应证】带状疱疹。

（二）灸法

一方面，灸法火热之性引热外出、解毒活血，起到调理脏腑气血的作用。另一方面，带状疱疹多属本虚标实，甚者表现为"真虚假实"之证。灸法补虚扶正，可鼓邪外出。部分指南推荐带状疱疹急性期水疱较大者火针配合艾灸治疗；疱疹期水疱较多较大者局部艾灸治疗。

1. 灯心草灸

【操作方法】选取干燥的灯心草，将一端浸入胡麻油中约1厘米，于酒精灯上将其引燃，术者以右手拇指、食指、中指3指捏住灯心草，露出约2.5厘米，燃端向上，快、稳、准地向选定的穴位点灸，此时从穴位点引出一种气流，把灯心草头部爆出，并发出清脆的"啪啪"的爆碎声，火随之熄灭。每次治疗先灸疱疹的"蛇头""蛇尾"，然后在距疱疹区域外4~5厘米处施以围灸（即在其上、下、左、右点灸），而后再根据疱疹所损伤皮肤区域内以间距4~5厘米选择疱疹施以围灸。

【注意事项】①务必全面检查出散在的疱疹，尤其注意毛发里、耳后、腋下、会阴部等，以防止漏掉"蛇头""蛇尾"。②施灸时尽量靠近施灸部位，灸前蘸取适量胡麻油，将多余的油擦掉，点燃后，燃端向上，以免油滴下灼伤患者；点灸时应快速、准确，以免灯心草过燃伤及施术者。③施灸时应避开水疱部位及破溃皮肤。④灸后局部有灼热瘙痒感，防止抓破，保持干燥，勿沾水。

【**选穴**】阿是穴（疱疹部位）。

【**频次**】隔日治疗1次。

【**疗程**】10天为1个疗程。

【**适应证**】急性带状疱疹。

2．铺棉灸

【**操作方法**】75%酒精消毒病变部位皮肤后，将充足的脱脂干棉花撕成无空洞或褶皱的薄片状，在患处平铺薄片并将其点燃，令棉花燃尽。

【**注意事项**】冠心病、高血压病及不能耐受疼痛患者禁灸。

【**选穴**】皮损部位。

【**频次**】每日1次。

【**疗程**】2周。

【**适应证**】急性带状疱疹。

（三）刺络拔罐法

刺络拔罐疗法是一种以针刺和拔罐相结合治疗疾病的方法，首先在应拔罐部位的皮肤消毒后，用三棱针点刺出血，此为刺络，然后在刺络处拔火罐，利用罐内空气形成的负压吸拔于局部皮肤，以至操作部位适量出血，故称刺络拔罐。刺络拔罐具有透邪清热、活血通络、散瘀止痛、平衡阴阳等作用。刺络放血，在刺血的基础上加用拔罐，可以增加泻热效果，并且罐内的温热效应可以振奋机体阳气，促进机体局部病变组织恢复。有文献报道刺络拔罐疗法治疗带状疱疹可以缩短其病程、迅速缓解疼痛以及预防带状疱疹后神经痛的发生。

【操作方法】根据患者主诉的疼痛部位及范围，指导患者摆好合适体位后，避开皮损及瘢痕处，常规方法消毒疼痛部位，用梅花针由上往下叩刺疼痛部位的穴位及对应的神经节段夹脊穴，叩刺程度以皮肤发红伴轻微出血点为宜，叩刺结束后，在叩刺部位拔火罐并留置10分钟。

【注意事项】治疗部位2天内保持干燥，不得洗浴，以免发生感染。

【选穴】皮疹处。

【频次】每日2次。

【疗程】30天为1个疗程。

【适应证】急性带状疱疹。

四、医案

张某某，男，24岁。

【主诉】右颈、肩部疼痛3天、疱疹1天。

【现病史】患者3天前出现右颈、肩部疼痛，灼热，昨日局部出现疱疹，灼痛白天较轻，夜间剧烈，伴轻度低热，全身不适，彻夜未眠，烦躁不安，不思饮食。

【查体】体温38.7℃，右颈部散在水疱，右肩部有多处密集的水疱群，局部皮肤潮红，舌边尖红、苔黄腻，脉滑数。

【辅助检查】无。

【既往史】无。

【中医诊断】蛇串疮，肝胆湿热。

【**西医诊断**】带状疱疹。

【**治则**】清热利湿，泻火止痛。

【**取穴**】耳穴：肺穴、肝穴、胰胆穴、神门穴、肾上腺穴、颈穴、肩穴。

【**操作**】用0.5寸毫针刺，留针半小时，两耳交替，每日1次。

【**疗效**】次日复诊述治疗后疼痛明显减轻，体温正常，局部皮肤暗红。三诊疼痛消失，疱疹部分吸收变干。共治4次，疱疹全部变干结痂，局部皮肤浅褐色。2周后随访，诸症痊愈。

参考文献

［1］陈涤平. 中医治未病学概论［M］. 北京：中国中医药出版社，2021.

［2］黄龙祥. 针灸大成［M］. 北京：人民卫生出版社，2006.

［3］赵吉平，李瑛. 针灸学［M］. 3版. 北京：人民卫生出版社，2016.

［4］陈振虎. 岐黄针疗法［M］. 北京：人民卫生出版社，2020.

［5］林国华，李丽霞. 火针疗法［M］. 北京：中国医药科技出版社，2012.

［6］王永洲. 颊针疗法［M］. 北京：人民卫生出版社，2017.

［7］庄礼兴. 靳三针疗法精要［M］. 广州：广东科技出版社，2020.

［8］王琦. 中医体质学［M］. 北京：中国中医药出版社，2021.

［9］俞云. 切脉针灸——黄帝内经针法［M］. 北京：人民卫生出版社，2013.

［10］张俊龙. 中医特色疗法［M］. 北京：科学出版社，2004.

［11］薄智云. 腹针神龟图探微［C］. 中国针灸学会. 新时代 新思维 新跨越 新发展——2019中国针灸学会年会暨40周年回顾论文集. ［出版者不详］，2019：4.

［12］李蕙萍，陈丽，杜艳军，等. 浅析靳三针疗法［J］. 湖北中医杂志，2019，41（2）：56-58.

［13］陈日新，谢丁一. 热敏灸理论体系的构建及其临床应用［J］. 世界中医药，2019，14（8）：1915-1921.

［14］刘月，罗丁，李灵杰，等. 精灸技术——灸类技术的革新［J］. 中华中医药杂志，2017，32（5）：2186-2188.

［15］梁晓伦，符文彬. 符文彬教授"一针二灸三巩固"整合针灸疗法治疗强直性脊柱炎的临床经验［J］. 针灸临床杂志，2022，38（1）：86-91.

［16］邱茂良. 针灸学［M］. 上海：上海科学技术出版社，1985.

［17］傅杰英. 中医体质养生——体质是先天禀赋加后天养成［J］. 家庭中医药，2012，19（1）：10-12.

［18］王琦. 九种体质使用手册［M］. 长春：北方妇女儿童出版社，2010.

［19］邓中甲. 方剂学［M］. 北京：中国中医药出版社，2017.

［20］王永炎，鲁兆麟. 中医内科学［M］. 2版. 北京：人民卫生出版社，2010.

［21］中华医学会内分泌学分会，中华医学会糖尿病学分会，中国医师协会内分泌代谢科医师分会，等. 中国成人糖尿病前期干预的专家共识［J］. 中华内分泌代谢杂志，2020，36（5）：371-380.

［22］陈志强，杨文明. 中西医结合内科学［M］. 北京：中国中医药出版社，2021.

［23］安冬青，吴宗贵，梁春，等. 血脂异常中西医结合诊疗专家共识［J］.中国全科医学，2017，20（3）：262-269.

［24］中华医学会内分泌学分会. 中国高尿酸血症与痛风诊疗指南（2019）［J］. 中华内分泌代谢杂志，2020，36

（1）：1-13.

［25］高尿酸血症相关疾病诊疗多学科共识专家组．中国高尿酸血症相关疾病诊疗多学科专家共识［J］．中华内科杂志，2017，56（3）：235-248.

［26］彭红诚，卢建东．中医药治疗高尿酸血症研究进展［J］．世界中西医结合杂志，2023，18（2）：419-424.

［27］张声生，魏玮，杨俭勤．肠易激综合征中医诊疗专家共识意见（2017）［J］．中医杂志，2017，58（18）：1614-1620.

［28］多囊卵巢综合征相关不孕治疗及生育保护共识专家组，中华预防医学会生育力保护分会生殖内分泌生育保护学组．多囊卵巢综合征相关不孕治疗及生育保护共识［J］．生殖医学杂志，2020，29（7）：843-851.

［29］宋颖，李蓉．多囊卵巢综合征中国诊疗指南解读［J］．实用妇产科杂志，2018，34（10）：737-741.

［30］江波，白文佩，郁琦，等．生酮饮食干预多囊卵巢综合征中国专家共识（2018年版）［J］．实用临床医药杂志，2019，23（1）：1-4.

［31］中国医疗保健国际交流促进会营养与代谢管理分会，中国营养学会临床营养分会，中华医学会糖尿病学分会，等．中国超重/肥胖医学营养治疗指南（2021）［J］．中国医学前沿杂志（电子版），2021，13（11）：1-55.

［32］中华中医药学会．中医治未病技术操作规范（六）［M］.北京：中国中医药出版社，2019.

［33］陈子江，刘嘉茵，黄荷凤，等．不孕症诊断指南［J］．中

华妇产科杂志，2019，54（8）：505-511.

［34］宋美杉，连方. 中医特色疗法在女性不孕症中的应用研究
［J］. 中国中医基础医学杂志，2022，28（4）：654-657.

［35］汪雯雯，王世宣. 子宫肌瘤诊治相关指南解读［J］. 实用
妇产科杂志，2022，38（2）：101-103.

［36］冯晓玲，张婷婷. 中医妇科学［M］. 北京：中国中医药出
版社，2021.

［37］高树中，冀来喜. 针灸治疗学［M］. 5版. 北京：中国中
医药出版社，2021.

［38］房敏，王金贵. 推拿学［M］. 5版. 北京：中国中医药出
版社，2021.

［39］黄桂成，王拥军. 中医骨伤科学［M］. 5版. 北京：中国
中医药出版社，2021.

［40］国家中医药管理局. 中医病证诊断疗效标准：ZY/T001.1-94
［S］. 南京：南京大学出版社，1994：201-202.

［41］陈云鹏，杨利学. 杨利学教授运用外治法治疗神经根型颈
椎病的经验［J］. 时珍国医国药，2020，31（8）：1992-
1993.

［42］张广宇，孙凤霞，许凤全. 中医内科学［M］. 济南：山东
科学技术出版社，2020.

［43］中华医学会骨科学分会关节外科学组. 骨关节炎诊疗指南
（2018年版）［J］. 中华骨科杂志，2018，38（12）：
705-715.

［44］中华医学会物理医学与康复学分会，岳寿伟，何成奇. 物理
医学与康复学指南与共识［M］. 1版. 北京：人民卫生出

版社，2019.

［45］陈卫衡. 膝骨关节炎中医诊疗指南（2020年版）［J］. 中医正骨，2020，32（10）：1-14.

［46］方邦江，周爽. 国医大师朱良春治疗疑难危急重症经验集［M］. 北京：中国中医药出版社，2013.

［47］陈建宏，王欣，禤国维. 禤国维教授运用皮肤解毒汤治疗顽固性湿疹经验撷萃［J］. 辽宁中医药大学学报，2010，12（7）：131-132.

［48］陈勇，刘桂华. 痤疮中医病因病机及治疗的研究进展［J］. 中国当代医药，2018，25（23）：34-36+41.

［49］李元文. 中医皮肤病学［M］. 北京：科学出版社，2023.